中国仿制药蓝皮书

2018版

中国医学科学院药物研究所
中国医药工业信息中心　　编
中国食品药品检定研究院

编者：

蒋建东　中国医学科学院药物研究所
张金兰　中国医学科学院药物研究所
吴　松　中国医学科学院药物研究所
郭　文　中国医药工业信息中心
华雪蔚　中国医药工业信息中心
李　波　中国食品药品检定研究院
张志军　中国食品药品检定研究院
许鸣镝　中国食品药品检定研究院

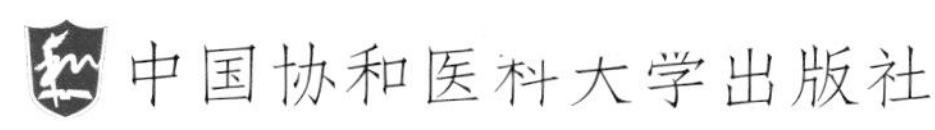

图书在版编目（CIP）数据

中国仿制药蓝皮书：2018版／中国医学科学院药物研究所，中国医药工业信息中心，中国食品药品检定研究院编．—北京：中国协和医科大学出版社，2019．3

ISBN 978－7－5679－1261－8

Ⅰ．①中…　Ⅱ．①中…　②中…　③中…　Ⅲ．①制药工业－产业发展－研究报告－中国－2018　Ⅳ．①F426．7

中国版本图书馆CIP数据核字（2019）第045741号

中国仿制药蓝皮书　2018版

编　　者：中国医学科学院药物研究所
　　　　　中国医药工业信息中心
　　　　　中国食品药品检定研究院
责任编辑：吴桂梅

出版发行：**中国协和医科大学出版社**
（北京东单三条九号　邮编100730　电话65260431）
网　　址：www. pumcp. com
经　　销：新华书店总店北京发行所
印　　刷：北京瑞禾彩色印刷有限公司

开　　本：787×1092　1/32
印　　张：5．75
字　　数：65千字
版　　次：2019年3月第1版
印　　次：2019年3月第1次印刷
定　　价：36．00元

ISBN 978－7－5679－1261－8

序

FOREWORD

国内外仿制药对于人民健康的保障都发挥着重要作用。欧美日等发达国家在政府的倡导和支持下，仿制药市场占有率已经达到50%以上，并依然以10%左右的速度快速增长，是创新药增长速度的2倍。美国是仿制药替代率最高的国家，从美国仿制药学会发布的报告来看，2015年美国仿制药在处方量当中的占比是89%，金额只占27%，2015年仿制药为美国整个医疗系统节省2270亿美元。

新中国成立以来我们在仿制药的研发和产业化方面实现了从无到有，取得了较大的发展，质量合格的仿制药是我们国家人人享有健康保障的重要支撑之一。在医改的关键时期，逐步提高我国仿制药的质量，并增加其处方占比，节约医药费用，提高用药可及性，是影响医改的重要因素。

仿制药也是我国生物医药产业发展的重要组成部分，高质量的仿制药研发能够提高我国制药行业发展的质量，保障药品安全性和有效性，促进我国生物医药产业的升级、结构调整和国际竞争力，实现进口药品的替代。

在过去的几十年中，编制主持单位中国医学科学院药物研究所、中国医药工业信息中心和中国食品药品检定研究院在中国仿制药研发的历程中做出了突出的贡献，积累了良好的条件完成《中国仿制药蓝皮书》。在农工党中央的倡导下，经过约一年的中国仿制药产业发展数据查询、调研、分析和整理，编制组深入研究和阐述了中国仿制药产业发展状况和主要发展趋势，揭示了当前仿制药行业发展状态、面临的机遇和问题，并提出了解决问题的建议，为行业发展的战略决策和政府政策的制定提供参考，以促进我国仿制药产业发展。

陈 竺

2017年1月12日

目录

CONTENTS

第一部分　中国医药产业发展概览

一、中国医药产业发展环境 3
二、中国医药工业发展现状 12
三、中国药品市场整体规模 17

第二部分　中国仿制药产业发展现状

一、中国仿制药产业总体发展情况 23
二、中国仿制药整体市场规模........................... 25
三、仿制药主要细分市场状况........................... 29
四、仿制药发展政策 45
五、仿制药一致性评价及带量采购进展............ 57

第三部分　中国仿制药产业发展热点

一、仿制药的供应保障 73

二、原基药 289 品种仿制药一致性
评价进展 80
三、“4+7”带量采购 84
四、通过一致性评价企业现状.. 88
五、未通过一致性评价企业现状 93
六、通过一致性评价品种的医保支付 96
七、仿制药替代原研药 99
八、高质量仿制药国际化之路.. 102

第四部分　中国仿制药产业发展建议

一、对企业的建议.. 111
二、对政府的建议.. 119

第五部分　中国仿制药产业发展趋势及展望

一、仿制药产业发展趋势 137
二、仿制药产业发展展望 156

附录一　我国获得 FDA 批准的 ANDA 药品及企业（2015—2018 年）

附录二　我国进口化学药物专利到期品种概况

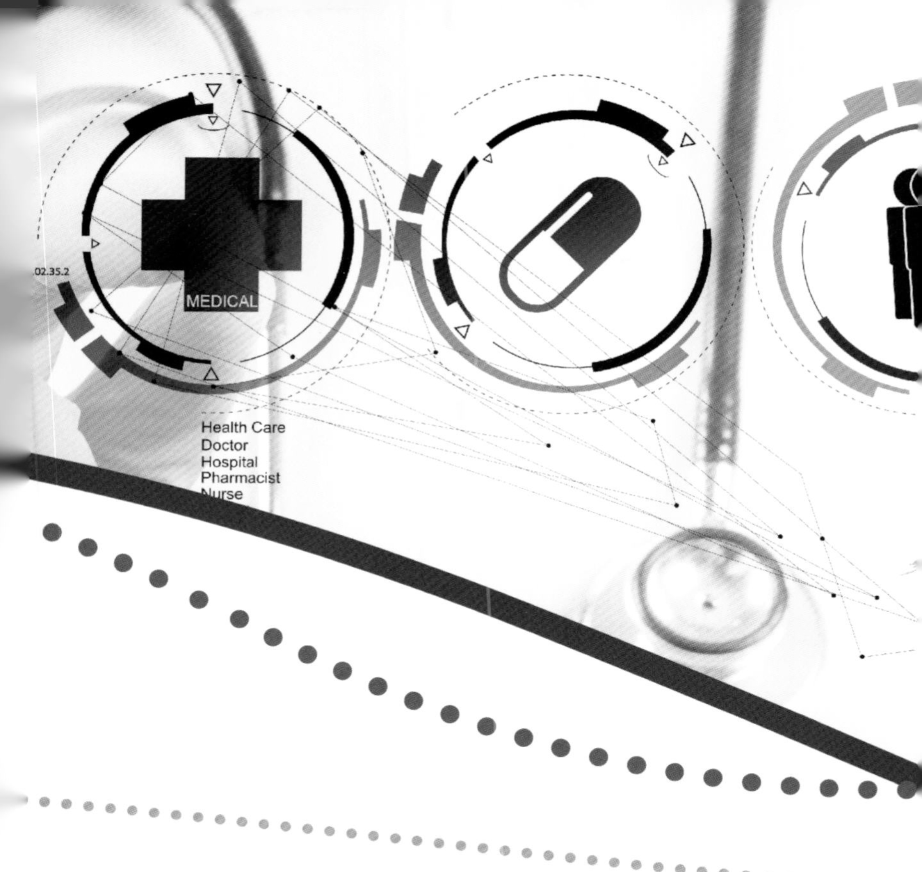

第一部分

中国医药产业发展概览

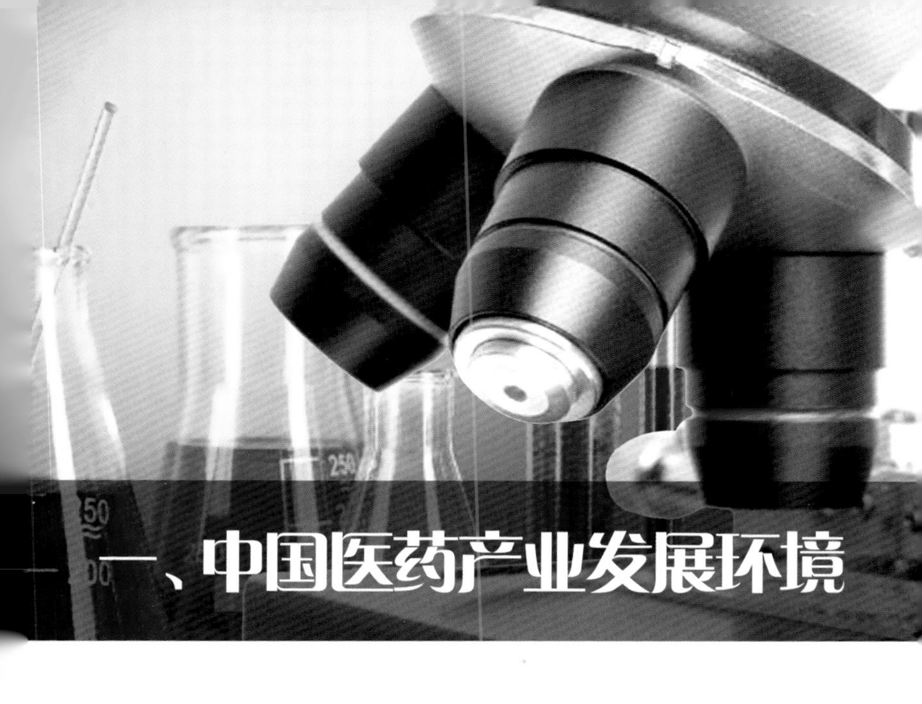

一、中国医药产业发展环境

1. 宏观经济环境

2018 年世界经济延续了温和的增长趋势，但动能放缓。国际货币基金组织（IMF）预测 2018 年及 2019 年世界经济增速均为 3.7%，与 2017 年基本持平。2018 年美国经济表现超出市场预期，欧元区和日本经济增速则有所回落，印度、俄罗斯和巴西经济实现了不同程度的复苏。2018 年，国际经贸规则深刻调整，美国采取保护主义、单边主义和构建新型经贸规则的政策组合，推动国际经贸规则同时出现保守化、碎片化和高标准化三大趋势。国际整体经济不确定性及不稳定性因素增多，下行风险加大。

2018 年我国经济延续了 2017 年的快速增长势头，在工业去产能、调结构、谋发展方面都表现良好。据国家统计局 2019 年 1 月发布的 2018 年国民经济运行情况，2018 年国内生产总值超过 90 万亿元，按可比价计算，同比增长 6.6%、同比下降 0.1 个百分点。2018 年改革持续加深，国务院机构改革方案于 3 月公布，多部委重组，供给侧结构性改革更加深入推进。2018 年我国经济面临的外部挑战明显增多，贸易保护主义的加剧使中美贸易摩擦不断，美欧、日欧签署零关税自由贸易协定，使世界原有贸易秩序受到挑战，对我国贸易产生较大冲击。

在国内外经济形势复杂的大背景下，中国经济取得了预期成绩，经济的基本面稳中向好、韧性强。国民经济继续运行在合理区间，实现了总体平稳、稳中有进。中国将通过继续深化改革、进一步降低制度性成本等举措来应对国内外环境变化带来的风险和挑战。

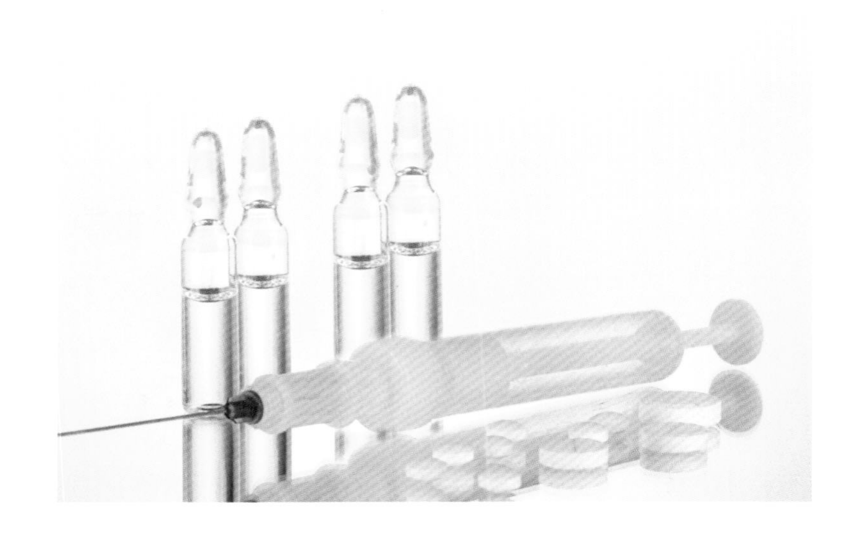

2. 我国医疗卫生发展状况

四级医疗卫生服务体系正在形成

目前，我国医疗卫生服务体系主要包括医院、基层医疗卫生机构和专业公共卫生机构等。2017 年 2 月，原国家卫生计生委发布《“十三五”国家医学中心及国家区域医疗中心设置规划》（以下简称《规划》）。《规划》要求在“十三五”期间实施完毕，即到 2020 年我国医疗卫生服务体系将变更为以国家医学中心为引导，国家区域医疗中心为骨干的国家、省、市、县四级体系。

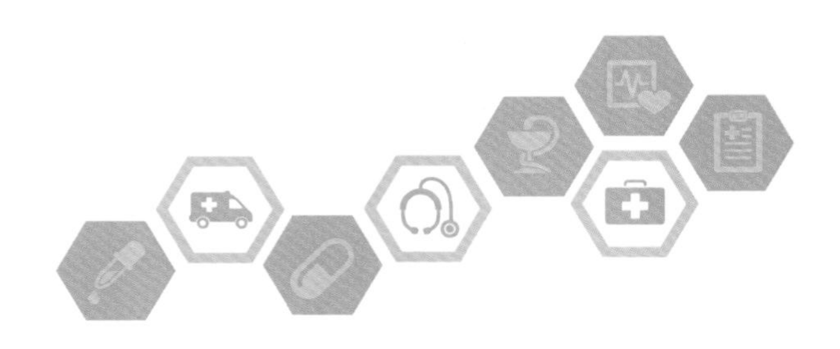

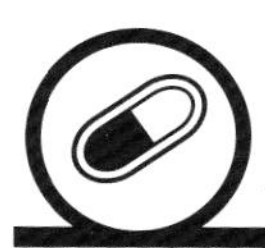

表 1-1　当前我国医疗服务体系

农村	城市	
	三级医院 2340 家	代表国内最先进的医疗技术应用和疾病治疗方法，通常集中在人口密度高的大城市中
县医院 约 1.2 万家	区域中心医院 约 6000 家	中等规模医院，通常针对本地居民，提供一些常见疾病的区域性医疗服务
乡镇卫生院约 3.7 万家	社区卫生服务 中心 / 一级医院 约 4.5 万家	散布于城市社区与农村乡镇，为本社区居民诊断并治疗简单疾病
村卫生室 约 63.2 万家	诊所 / 医务室 约 21.2 万家	最基层的医疗诊治场所，针对常见疾病

数据来源:《2017 中国卫生和计划生育统计年鉴》，原卫计委

医疗卫生总费用不断提高

据国家卫生健康委员会（简称卫健委）核算，2017年全国卫生总费用约为51598.8亿元，占当年全国GDP的6.2%，比2016年增长约11.3%。2017年全国卫生总费用中，政府卫生支出为15517.3亿元（占30.1%），社会卫生支出为21206.8亿元（占41.1%），个人卫生支出为14874.8亿元（占28.8%）。

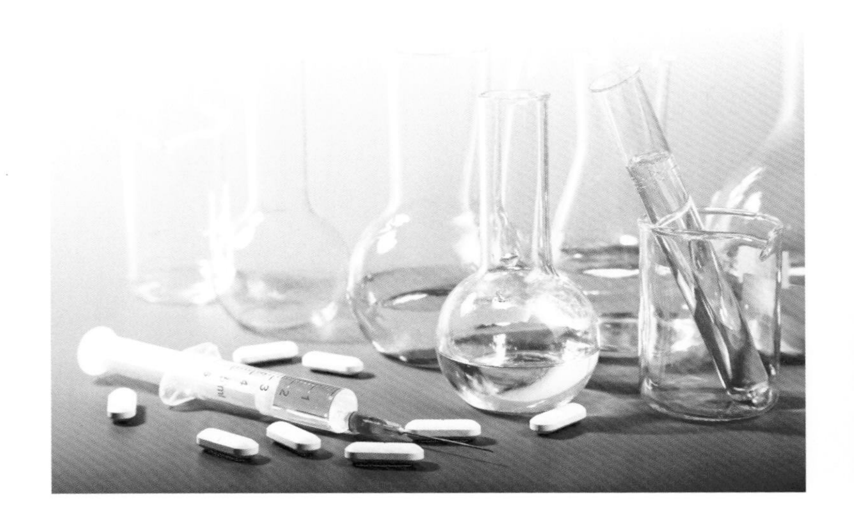

3. 行业主要政策法规环境

2018 年是医药行业改革政策落地实施具有里程碑意义的一年，随着医改工作的大步迈进，各项医药行业改革政策落地实施，行业朝着积极布局创新药、加强促进高品质仿制药、奋力革新医疗服务三大方向发展。随着仿制药质量和疗效一致性评价的进展加快，通过一致性评价药品的市场竞争优势彰显，我国医药行业的整体格局将重整。政策为高质量仿制药带来的3 年结构性机会可期，从而更合理地保障药品的可及性、安全性和有效性。同时，创新药的支持政策不断落地，药品生产企业的供给侧改革将持续进行。随着医药经济结构调整和产业升级，我国医药产业的综合竞争力将不断加强。

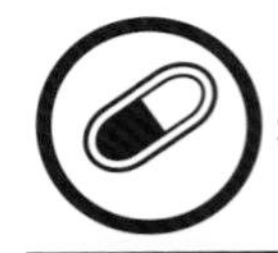

表 1–2　2018 年我国医药行业主要政策及监管动态

宏观/改革	• 2018 年 4 月 3 日，国务院办公厅发布《关于改革完善仿制药供应保障及使用政策的意见》 • 2018 年 4 月 21 日，卫健委发布《关于印发医疗质量安全核心制度要点的通知》 • 2018 年 4 月 24 日，国务院关税税则委员会发布《关于降低药品进口关税的公告》 • 2018 年 4 月 28 日，国务院办公厅发布《促进“互联网 + 医疗健康”发展的意见》 • 2018 年 8 月 3 日，国务院办公厅发布《关于改革完善医疗卫生行业综合监管制度的指导意见》 • 2018 年 8 月 10 日，卫健委和中医药管理局发布《关于进一步做好分级诊疗制度建设有关重点工作的通知》 • 2018 年 8 月 15 日，卫健委发布《关于坚持以人民健康为中心推动医疗服务高质量发展的意见》 • 2018 年 9 月 13 日，卫健委发布《关于印发国家健康医疗大数据标准、安全和服务管理办法（试行）的通知》 • 2018 年 9 月 19 日，国务院办公厅发布《关于完善国家基本药物制度的意见》 • 2018 年 10 月 25 日，卫健委和中医药管理局发布《关于印发国家基本药物目录（2018 年版）的通知》

续表

研发/生产	● 2018 年 5 月 17 日，药监局关于发布《关于加强药品审评审批信息保密管理的实施细则》的通告 ● 2018 年 5 月 23 日，卫健委、药监局联合发布《关于优化药品注册审评审批有关事宜的公告》 ● 2018 年 6 月 6 日，药监局发布关于《药物临床试验数据自查核查注册申请情况的公告》 ● 2018 年 6 月 11 日，国家发改委发布《关于组织实施生物医药合同研发和生产服务平台建设专项的通知》 ● 2018 年 7 月 10 日，药监局关于发布《接受药品境外临床试验数据的技术指导原则的通告》 ● 2018 年 7 月 27 日，药监局发布《关于调整药物临床试验审评审批程序的公告》 ● 2018 年 10 月 30 日，卫健委、药监局联合发布《关于临床急需境外新药审评审批相关事宜的公告》 ● 2018 年 11 月 8 日，药监局发布《关于药物临床试验数据自查核查注册申请情况的公告》
流通/使用	● 2018 年 8 月 28 日，卫健委发布《关于进一步推进以电子病历为核心的医疗机构信息化建设工作的通知》 ● 2018 年 9 月 21 日，卫健委印发《新型抗肿瘤药物临床应用指导原则（2018 年版）的通知》 ● 2018 年 11 月 1 日，药监局发布《关于药品信息化追溯体系建设的指导意见》 ● 2018 年 12 月 27 日，药监局发布《关于加强药品集中采购和使用试点期间药品监管工作的通知》

数据来源：中国医药工业信息中心整理

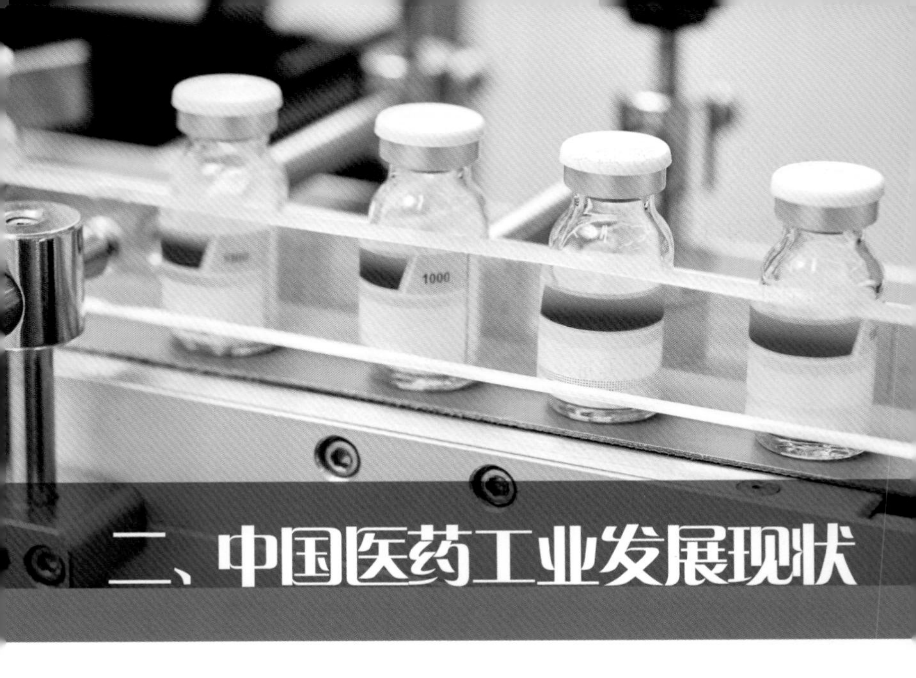

二、中国医药工业发展现状

医药工业是我国国民经济的重要组成部分，也是“十三五”规划明确规定的重点发展的战略性产业。医药工业的发展对提高我国医药科技水平、保障人民健康、促进经济与社会协调发展均具有重要意义。

2018 年以来，医药行业改革进入深水区，医药整体市场格局重塑，预计 2018 年全年医药工业主营业务收入和利润总额将分别达到 33703 亿元和 4065 亿元，增速均为 13.0%（图 1-1）。主营业务收入延续了 2017 年的回暖势头，增速同比升高 0.8 个百分点；受医药行业改革政策落地实施影响，利润总额增速将明显回落，同比下降 4.8 个百分点。预计 2019 年，我国医药工业将回归到平稳发展的轨道。

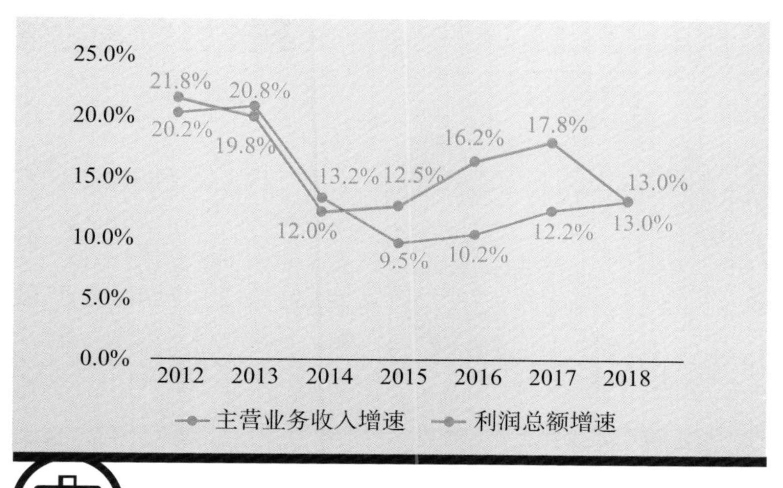

图 1-1　2012 ~ 2018 年我国医药工业主营业务收入及利润总额增速情况

我国医药工业八大子行业中，2018 年前三季度主营业务收入金额占比前三位的子行业分别是化学药品制剂制造（33.3%）、中成药生产（18.0%）和化学药品原料药制造（15.6%）（图 1-2），相比 2017 年前三季度，第一季度和第二季度保持不变，第三季度有所改变，由生物制品制造变为化学药品原料药制造。

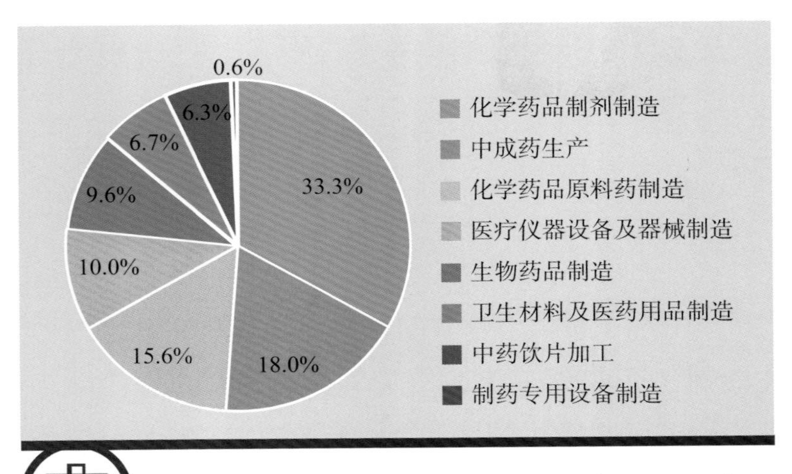

图 1-2　2018 年前三季度我国医药工业八大子行业主营业务收入占比情况

2018 年前三季度利润总额占比前三位的子行业依次为：化学药品制剂制造（36.9%）、中成药生产（17.9%）和生物药品制造（13.4%）（图 1-3），相比 2017 年前三季度，前三大子行业保持不变。

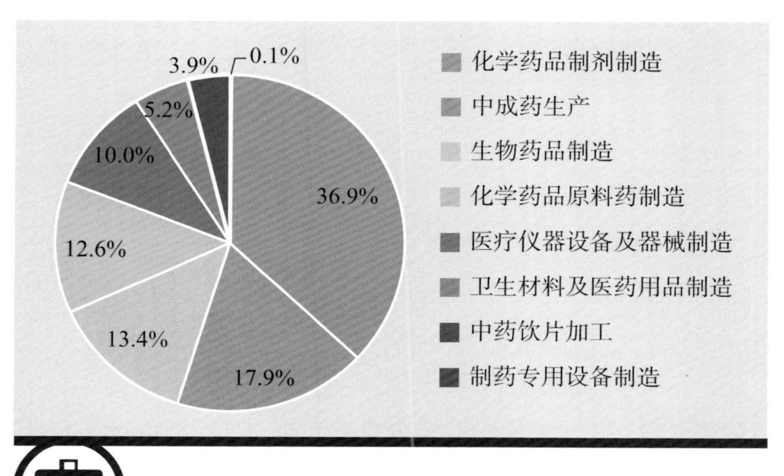

图 1-3　2018 年前三季度我国医药工业八大子行业利润总额占比情况

2018 年前三季度主营业务收入同比增速显著高于同期医药工业平均水平（13.3%）的子行业为化学药

品制剂制造（19.8%）；与同期医药工业平均增速基本持平的子行业为化学药品原料药制造（13.0%）、生物药品制造（12.3%）。2018 年上半年，我国医药制造业工业增加值同比增速为 10.9%，比 2017 年全年增速下降 1.5 个百分点，高出同期全国工业增加值 4.2 个百分点，在全国工业各行业中排名靠前。

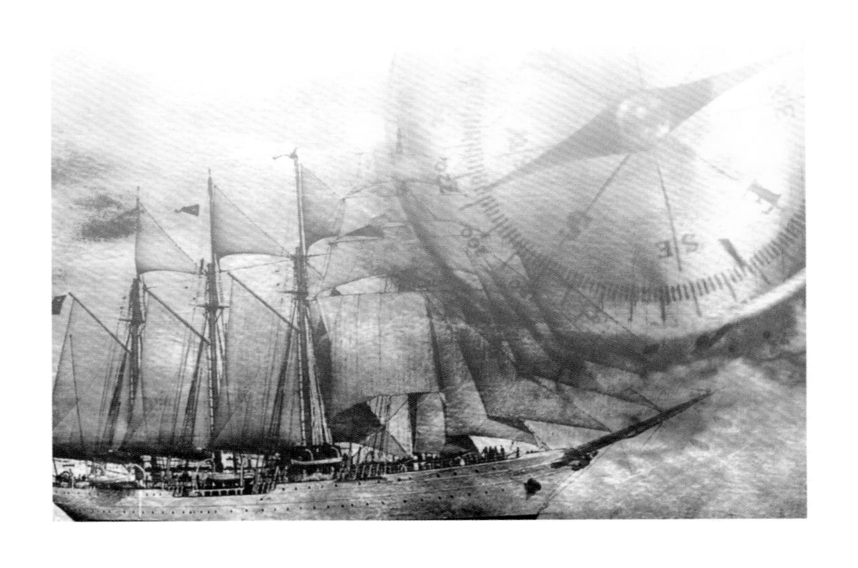

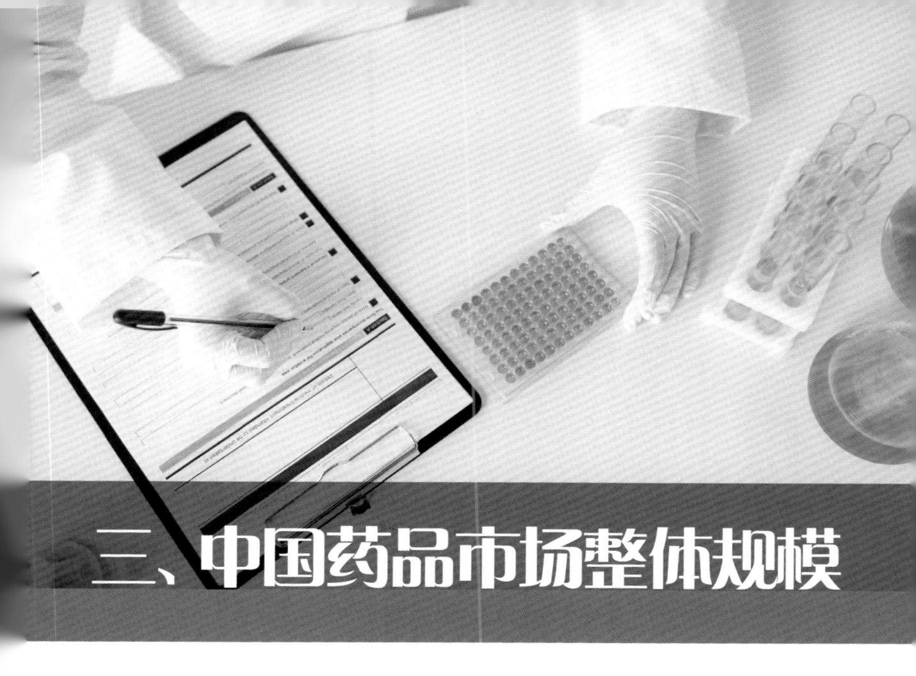

三、中国药品市场整体规模

据中国医药工业信息中心测算，2012～2018年，中国药品市场规模[1]从9555亿元增长至16220亿元，年均复合增长率为9.2%，增速呈下滑趋势。

与2016年相比，2017年中国药品市场规模增速显著下降，同比增速仅为5.5%（图1-4），为近几年来最低。2017年为医疗改革不断深化的一年，“两票

① 中国药品市场规模是指由医院终端、药店零售终端和除此以外的广阔市场终端所构成的药品销售规模，并以药品零售价计算

制”“药品零加成”等政策在这一年落地完成，极大地规范了药品流通市场，降低了虚高的药价。2018 年秉承了既往改革成果，持续将医疗改革推向深水区，阵痛后增速预计将略有回升，为 6.5%。

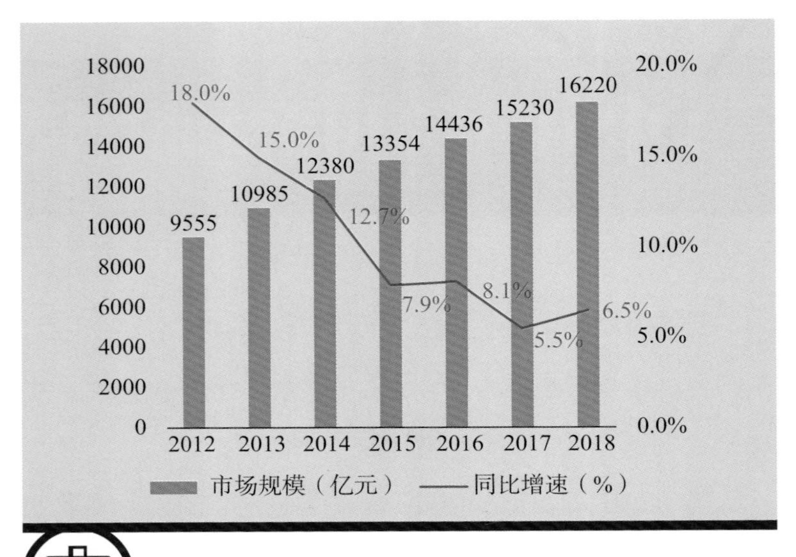

图 1-4　中国药品市场整体规模及增长状况

2018 年以来新一轮医改政策紧锣密鼓发布和落地

实施，尤其是新成立的国家医疗保障局依据《“4+7”城市药品集中采购文件》，在11个重点城市试点展开对通过一致性评价品种的集中招标带量采购，对我国未来医药市场影响深远。2019年将成为新一轮医改政策落地实施的关键年，引发整个医药市场，包括医药企业、医疗机构以及医保部门的结构升级和调整，“三医联动”效果显现，开启医药市场新格局。受深度结构调整的影响，预计2019年我国医药市场增速将出现大幅下滑，虽然医药产品的刚性市场需求一直存在，但短期内药品价格普遍下跌将成为趋势。

作为第一大药品销售终端的医院市场，占总体市场约60%，受到药品零加成和集中带量采购等因素影响，医院药品市场短期出现增长乏力的状态。2018年底由国家医疗保障局牵头的“4+7”招采加速了仿制药的降价。综合以上因素，未来我国医药市场规模将继续处于低速增长状态。

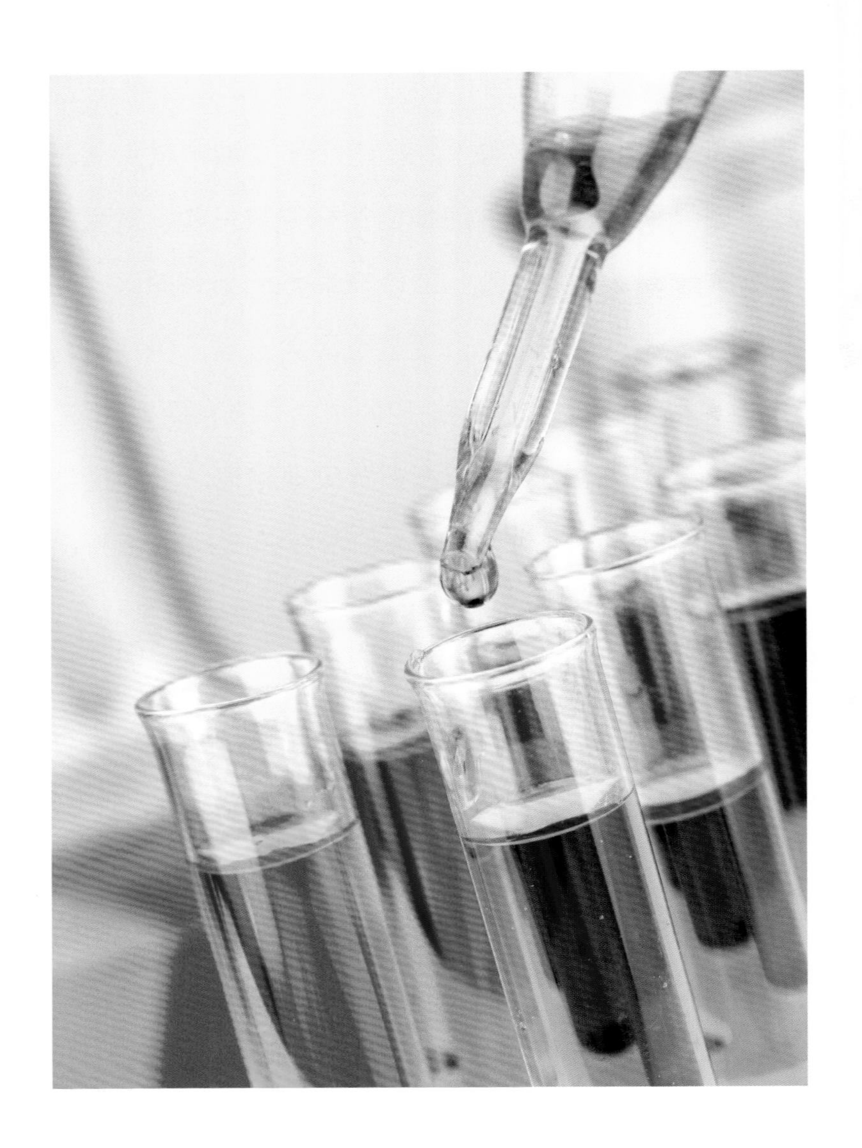

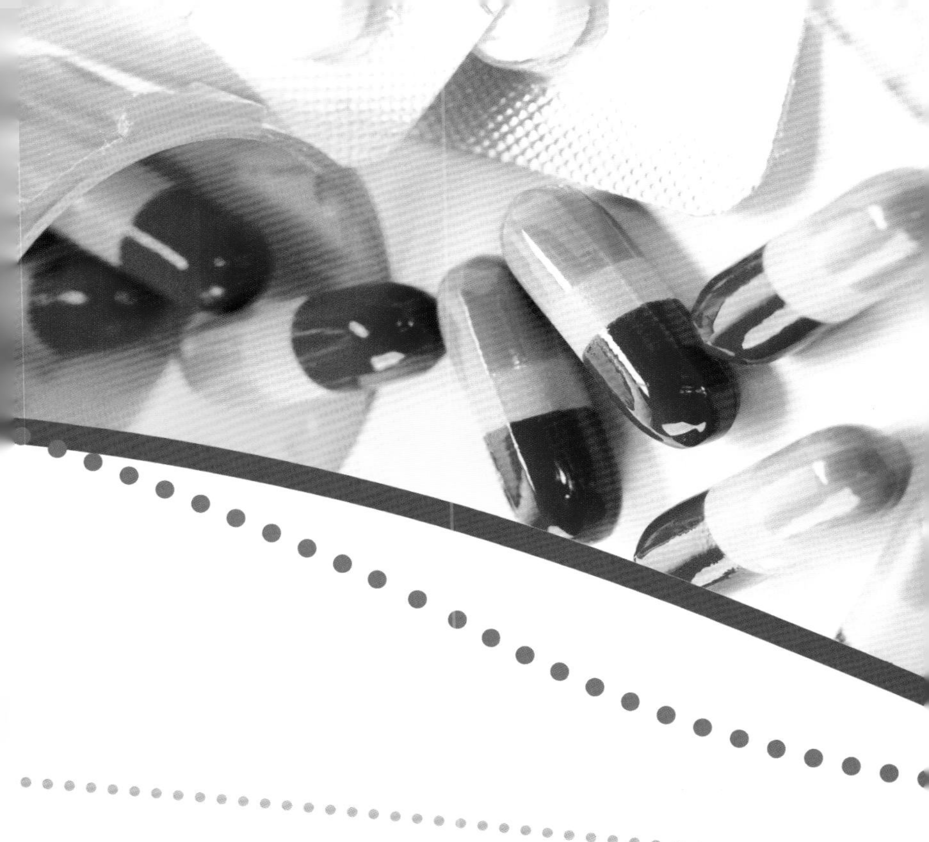

第二部分

中国仿制药产业发展现状

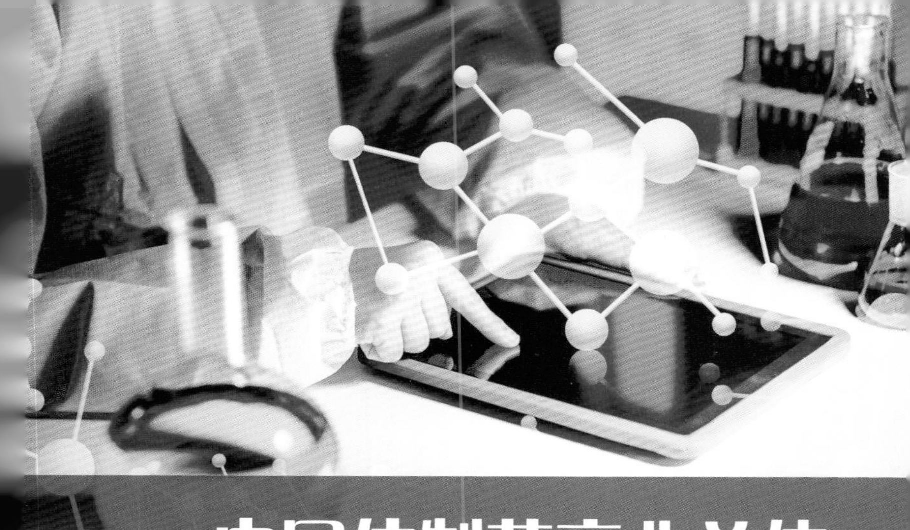

一、中国仿制药产业总体发展情况

仿制药是全球各国医药市场的重要组成部分。在使用量上，除日本外的大多数发达国家，仿制药都超过专利药及专利过期的原研药。美国是一个仿制药高度取代原研药的国家。据美国仿制药协会发布的报告显示，2017 年美国仿制药处方量占比超过 89%，但金额仅占全部药品费用的 26%，销售额约为 1807 亿美元。

自新中国成立以来，我国现代制药工业经历了从无到有、从低端到高端的跨越式发展。由于特殊的国情和历史原因，仿制药在我国制药工业中的地位举足轻重，无论是处方量上还是金额上仿制药都占绝对优势，2017 年中国仿制药的整体市场规模 9640 亿元，占药品整体市场规模约 63%。

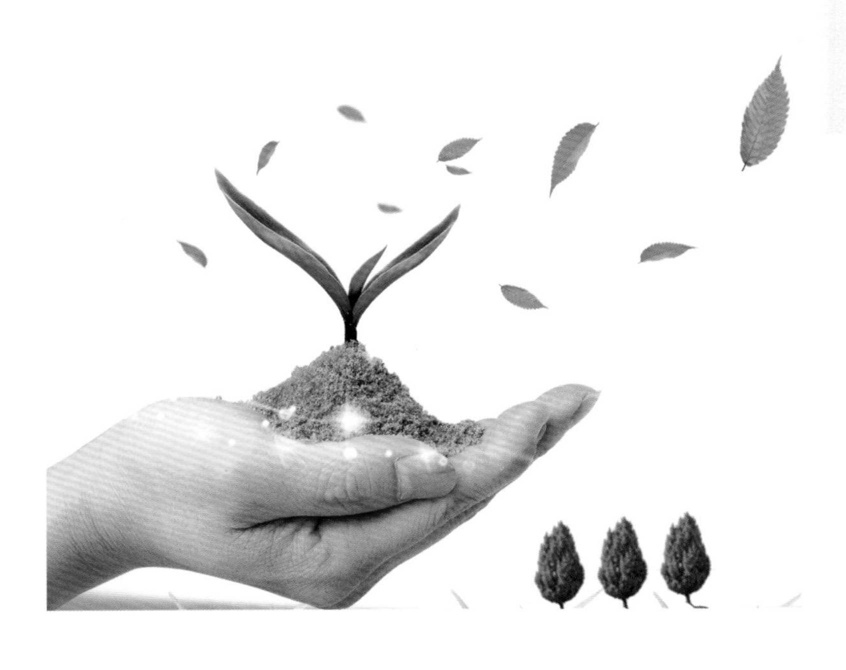

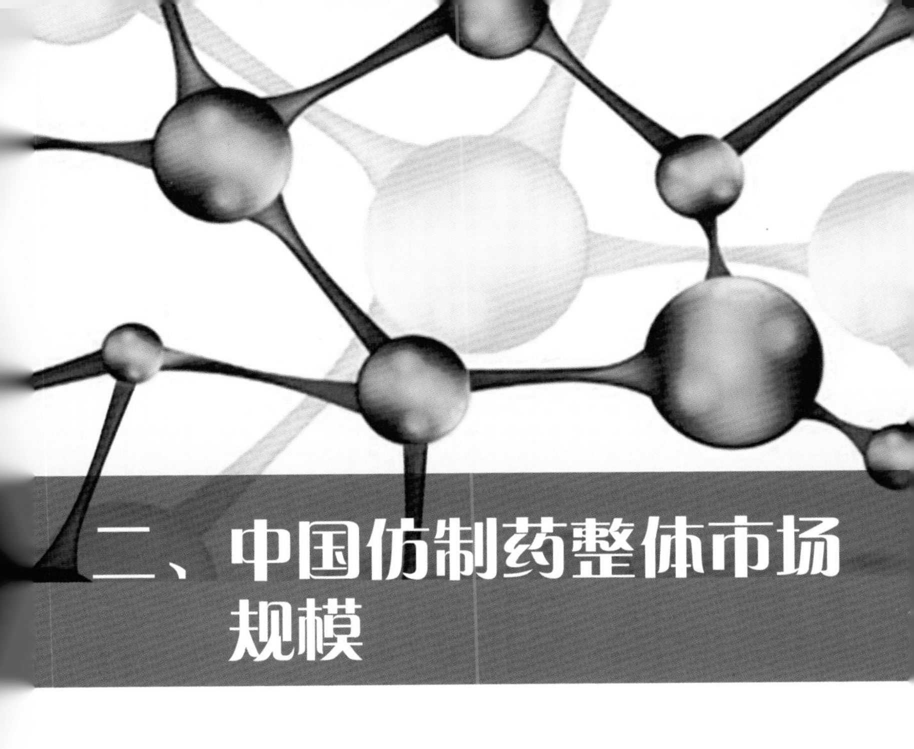

二、中国仿制药整体市场规模

根据中国医药工业信息中心测算，2017 年中国仿制药市场规模[1] 约为 9640 亿元，预计 2018 年将达到 10226 亿元。由于近两年仿制药增速维持在相对较低水平，2012～2018 年复合年均增长率（CAGR）将下降至 8.7%。2019 年带量采购政策继续实施，短期将

① 本报告中的中国仿制药市场指中国化学制剂仿制药市场

对仿制药市场带来负面冲击，预计 2019 年仿制药增速还将继续放缓。

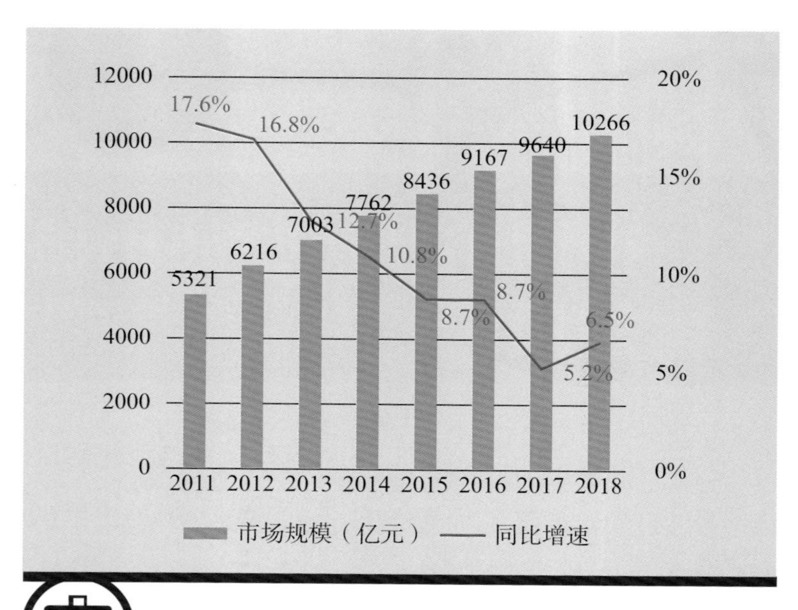

图 2-1　我国仿制药市场规模及增长趋势

我国药品市场主要由化药制剂、中成药和生物制品三大部分构成。据中国医药工业信息中心测算，我国仿制药市场规模在整体药品市场和化药制剂市场中的占比均较为稳定，近年来前者维持在60%以上，后者维持在95%左右。

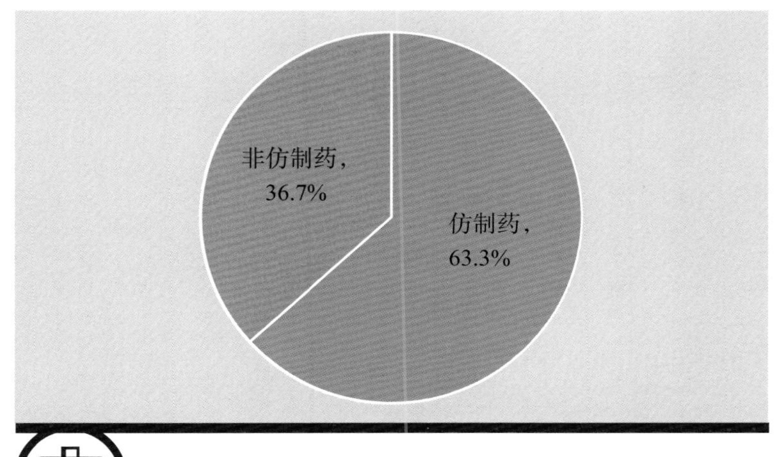

图 2-2　2017 年我国仿制药在整体药品市场规模中的占比情况

目前我国仿制药市场增长的促进因素与制约因素并存。首先，随着我国临床用药需求不断上升、医保控费力度逐步加强等影响，仿制药市场规模仍将会进一步增长。其次，近年来我国药品市场整体规模增速一直在10%左右低速徘徊，预计未来也不会重现过去高速增长的模式，仿制药作为我国药品市场的重要组成部分也会受到相应的影响。此外，我国制药行业各种监管政策日益完善，特别是针对仿制药质量和疗效的更高要求也促使着行业在艰难中逐步转型升级。

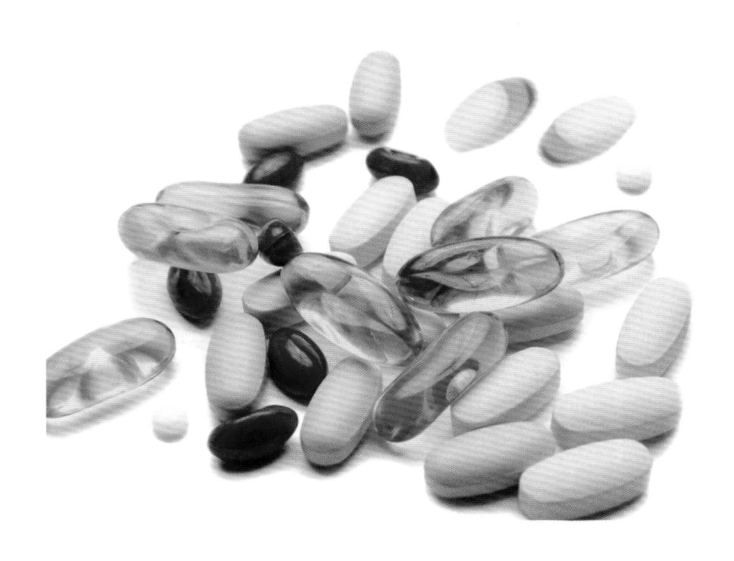

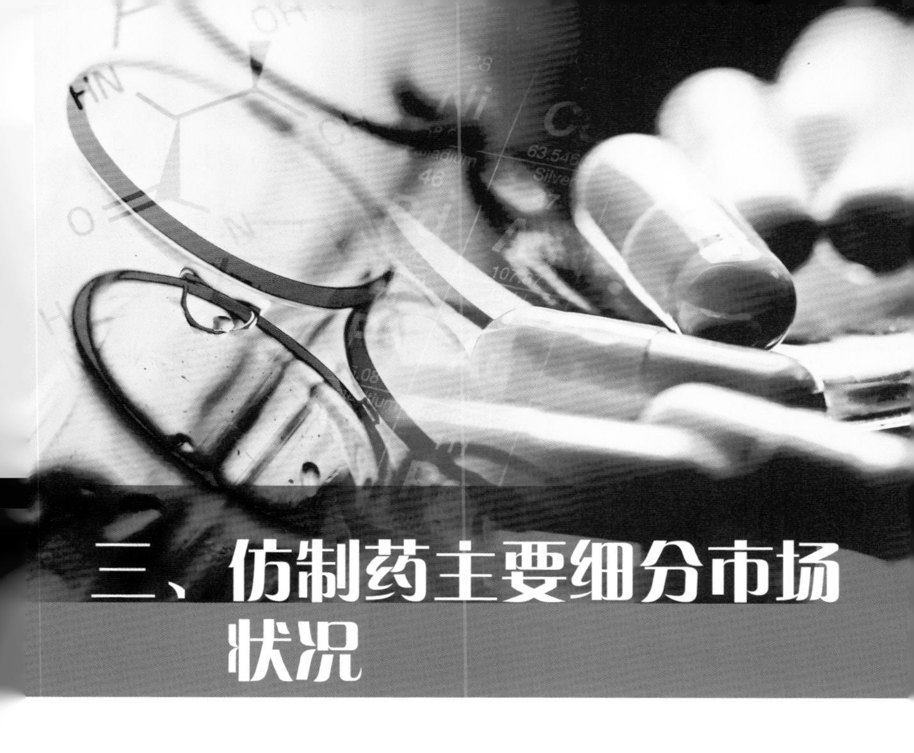

三、仿制药主要细分市场状况

1. 终端市场

虽然目前我国基层医疗体系在不断完善，分级诊疗制度在持续推进，民营医院在发展壮大，医药卫生改革步伐也在不断加快。但以公立医院为主的医疗机构仍然是我国仿制药市场的核心主体。

作为我国药品销售第一终端的医院市场中，2017年仿制药占比高达52.5%，市场规模约为5058.2亿元；作为第二终端的药店市场和第三终端的广阔市场［以基层医疗为主的广阔新兴市场，包括城市社区卫生服务中心（站）、乡镇卫生院等基层医疗机构等］，2017年仿制药占比分别为13.5%和34.0%，市场规模分别为1302.0亿元和3279.7亿元。第三终端市场是最具有发展潜力的新兴市场，这主要得益于我国目前医疗改革“强基层”建设和分级诊疗的不断推进，预计未来第三终端仿制药市场占比将逐步提高，而第一终端的仿制药占比将会下降。

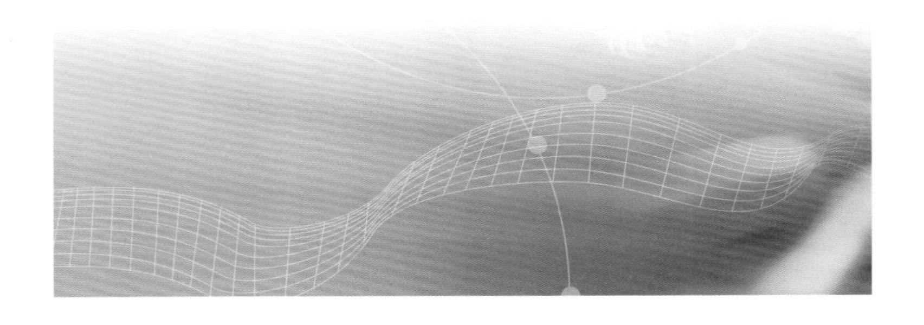

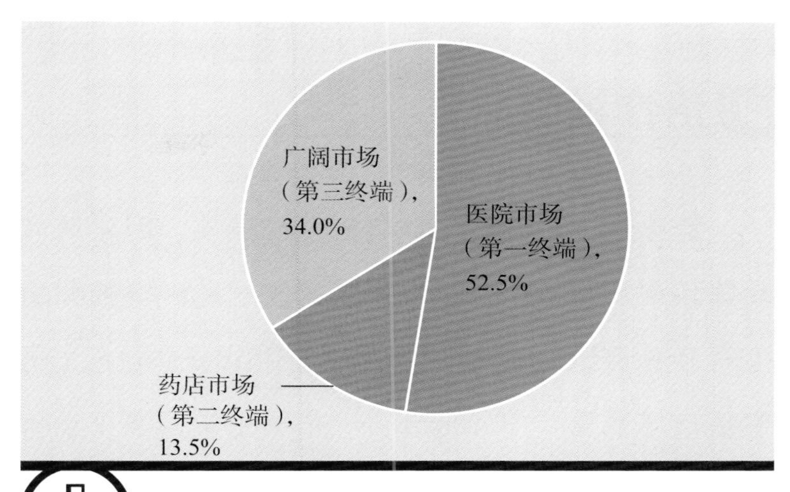

图 2-3　2017 年我国仿制药各终端市场占比情况

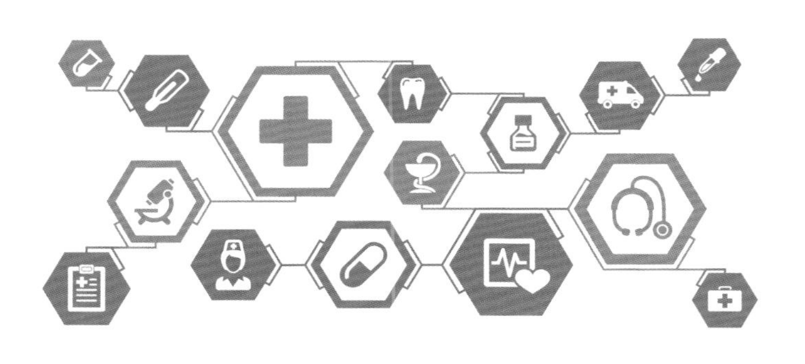

2. 治疗领域

全身用抗感染药、心血管系统药物、消化道和新陈代谢药物、中枢神经系统药物、抗肿瘤药和免疫调节剂这五大领域的仿制药，是我国样本医院[1]仿制药市场最重要的组成部分。根据中国医药工业信息中心测算，2017 年我国样本医院仿制药市场中，以上五大治疗领域的市场规模占比分别为 26.9%、15.6%、14.9%、12.5%、9.8%。其中全身用抗感染药占比相比上年降低 0.4 个百分比，消化道和新陈代谢药物下降 0.2 个百分比，抗肿瘤药和免疫调节剂升高 0.4 个百分比，也间接反映了我国疾病谱的整体变化趋势。

---

① 样本医院是指中国医药工业信息中心在全国 24 个地区取样的 600 余家入网医院。其中三级医院占 79.3%，二级医院占 19.7%，其他医院占 1.0%，样本医院市场规模以药品最终实际销售价格计算

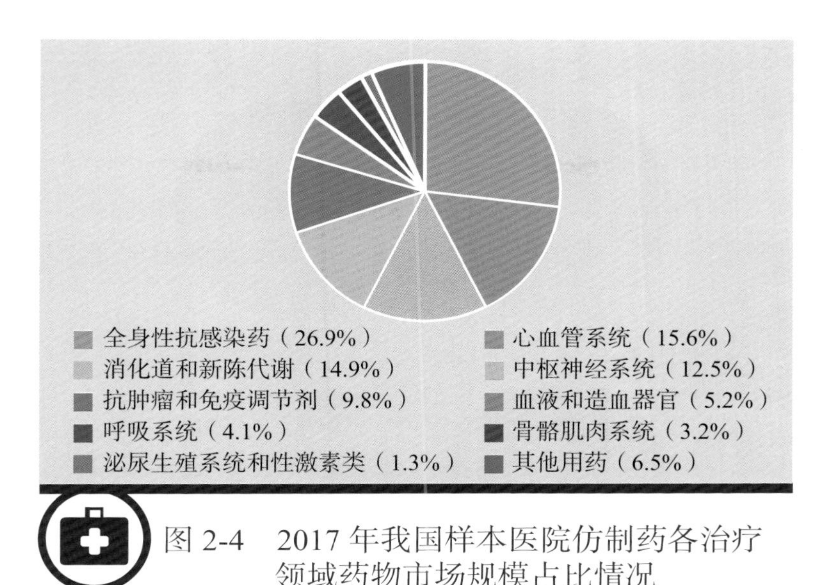

图 2-4　2017 年我国样本医院仿制药各治疗领域药物市场规模占比情况

2017 年我国样本医院中，全身用抗感染药、心血管系统药物、消化道和新陈代谢药物、中枢神经系统药物、抗肿瘤药及免疫调节剂这五大领域的仿制药占本领域整体药物市场规模的比例均达到 60% 以上。其中，中枢神经系统药物领域仿制药市场规模占比高达 87.0%；抗肿瘤药及免疫调节剂仿制药市场规模占比约为 60.3%，在五大领域中占比最低。

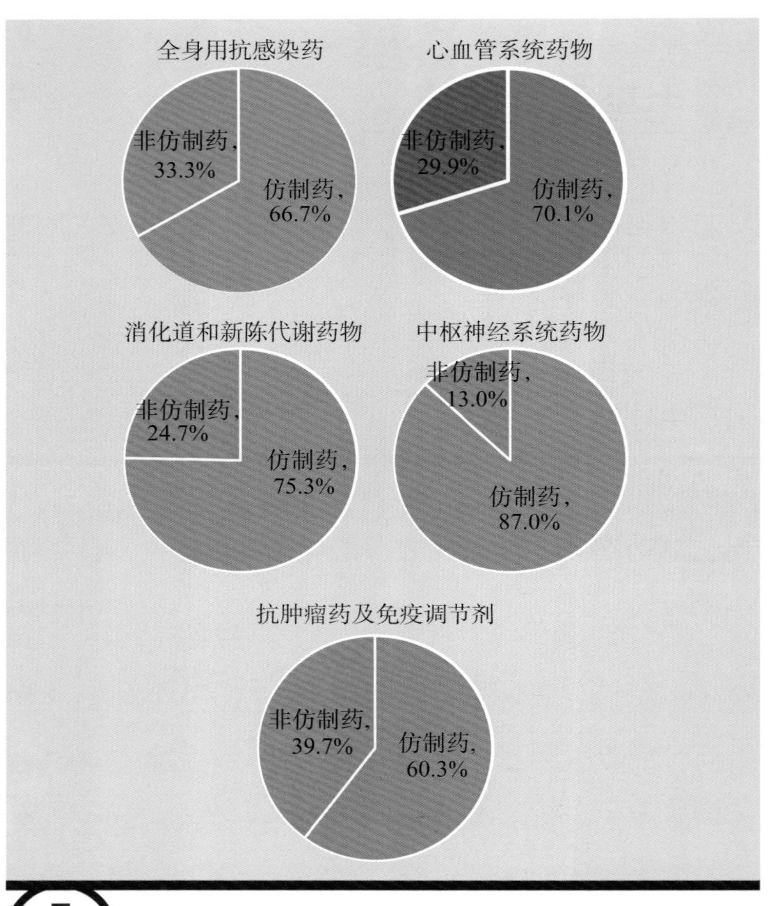

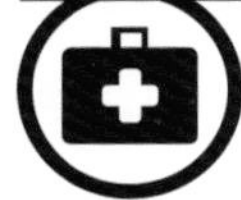

图 2-5　2017 年我国样本医院不同治疗领域仿制药市场规模占比情况

3. 主要领先企业

根据国家药品监督管理局（简称药监局）发布的数据，截至 2017 年 11 月底，我国共有原料药和制剂生产企业 4376 家，这些企业中除去主营产品为原料药、中成药及外资企业，绝大多数本土企业主要从事化药制剂特别是仿制药的生产销售，这也从侧面显示出仿制药在我国医药工业中的重要地位。此外，根据中国医药工业信息中心的统计和分析，2017 年度百强企业中有超过七成的企业为化药企业，且仿制药也是其主营业务的重要组成部分。本届百强企业累计实现医药工业主营业务收入 7507 亿元，同比增长 10.2%，入围百强榜单的最低门槛也进一步提高至 25.6 亿元，百强企业的平均规模正高速扩张，不仅如此，本届百强营收突破 100 亿的大型企业数量已增至 21 家，其中有 14 家企业涵盖仿制药业务（不包括外资企业），这不仅显示出百强企业的集中趋势愈加明显，仿制药产业的集中度也在同步提升。

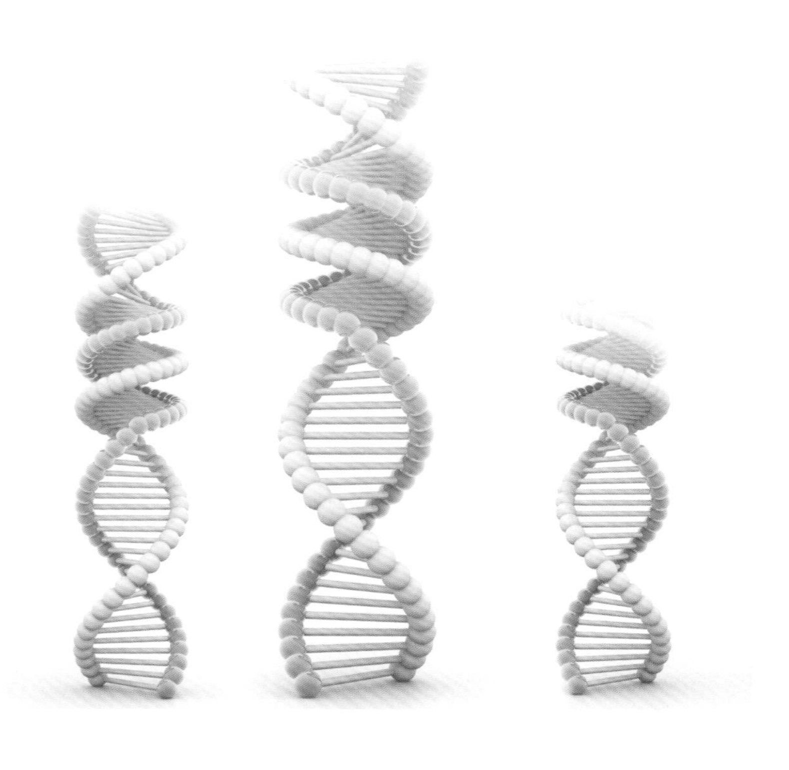

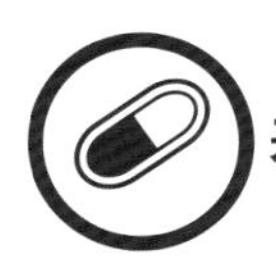

表 2-1 2017 年营收突破 100 亿的含仿制药业务的百强企业

2017年百强排名	企业名称	企业概况
1	扬子江药业集团有限公司	集团重点产品线主要包括心脑血管用药、抗感染药、消化系统用药、抗肿瘤药、解热镇痛药等治疗领域。2014 ~ 2017 年蝉联中国医药工业企业百强榜第 1 名。拥有 4 个国家级创新研发平台，获 3 项国家科技进步二等奖，5 个中药材进入欧洲药典标准
2	广州医药集团有限公司	广州医药有限公司是以医药供应链服务为主导的医药流通企业，是广州市政府授权经营管理国有资产的国有独资公司，主要从事中成药及植物药、化学原料药及制剂、生物医药制剂等领域的研究和开发以及制造与经营业务，拥有在医药批发和零售领域经营近 70 年的标志性品牌

续表

2017年百强排名	企业名称	企业概况
3	修正药业集团股份有限公司	修正药业集团是集中成药、化学制药、生物制药的科研生产营销、药品连锁经营、中药材标准栽培于一体的大型现代化民营制药企业。至2016年底，集团拥有24种剂型，医药、保健品等品种2000余个，其中独家品种109个。销售过亿品种50多个，过10亿品种20余个，拥有开发潜力的品种50多个，其中通过二次开发培育了肺宁、消糜栓、六味地黄、颈腰康、益气养血等十几个5亿元以上大品种
4	中国医药集团总公司	中国医药集团是由国务院国资委直接管理的中国规模最大、产业链最全、综合实力最强的医药健康产业集团。以预防治疗和诊断护理等健康相关产品的分销、零售、研发及生产为主业。旗下拥有11家全资或控股子公司和国药控股、国药股份、天坛生物、现代制药、一致药业、中国中药6家上市公司

续表

2017年百强排名	企业名称	企业概况
5	华润医药控股有限公司	华润医药集团有限公司是一家综合医药公司，一家以药品研发、制造、分销为一体的企业集团。华润医药控股是华润医药集团有限公司子公司。华润医药旗下拥有华润医药商业集团有限公司、华润三九医药股份有限公司、华润双鹤药业股份有限公司、东阿阿胶股份有限公司、华润紫竹药业有限公司、中国医药研究开发中心有限公司等企业
6	上海医药(集团)有限公司	上海医药集团股份有限公司主营业务覆盖医药研发与制造、分销与零售，是中国为数不多的在医药产品和分销市场方面均居领先地位的医药上市公司之一，致力于为重大疾病和慢性病提供安全有效的治疗药物；并且拥有信谊、新先锋、雷氏、神象、华联、三维、龙虎等一批历史悠久、享誉全国的品牌商标

续表

2017年百强排名	企业名称	企业概况
8	山东齐鲁制药集团有限公司	齐鲁制药有限公司主要从事治疗肿瘤、心脑血管、感染、精神神经系统、呼吸系统、消化系统、眼科疾病的制剂及其原料药的研制、生产与销售。公司已成功研制了多个国家级新药。原料药及多种制剂通过了美国、欧盟、澳大利亚、英国、南非以及其他国家和地区药品监管机构的认证
12	上海复星医药（集团）股份有限公司	上海复星医药业务覆盖医疗健康全产业链，主要包括药品制造与研发、医疗服务、医疗器械与医学诊断、医药分销与零售。复星医药在血液系统、中枢神经系统、代谢及消化系统、抗感染、心血管、抗肿瘤等治疗领域均有产品在各自细分市场占据一定的地位。旗下拥有江苏万邦生化医药、重庆药友制药、沈阳红旗制药、桂林南药、湖北新生源生物工程、锦州奥鸿药业等多个子公司。复星医药集团的抗疟药物在全球市场也处于领先地位

续表

2017年百强排名	企业名称	企业概况
13	中国远大集团有限责任公司	中国远大集团医药健康下属由华东医药、远大医药集团、雷允上药业集团、远大生物科技组成，是治疗领域广泛、产品剂型丰富、国内领先的综合性医药集团，可提供千余种制剂品种、多种原料药、化工中间体和保健品等医药相关产品；拥有专业的营销体系，销售网络遍布全国，多项产品通过欧洲 COS 认证和美国 FDA 认证，销往多个国家和地区
14	江苏恒瑞医药股份有限公司	江苏恒瑞医药股份有限公司是一家从事医药创新和高品质药品研发、生产及推广的医药健康企业，是国内知名的抗肿瘤药、手术用药和造影剂的供应商，也是国家抗肿瘤药技术创新产学研联盟牵头单位。公司致力于在抗肿瘤药、手术用药、内分泌治疗药、心血管药及抗感染药等领域的创新发展，并逐步形成品牌优势

续表

2017年百强排名	企业名称	企业概况
15	石药控股集团有限公司	石药控股集团是全国医药行业首家以强强联合方式组建的特大型制药企业，也是河北省大型支柱型企业集团之一。石药集团拥有原料药、成药、创新药、抗肿瘤药、医药商业和大健康六大业务板块，主要从事医药及相关产品的开发、生产和销售，产品主要包括抗生素、维生素、心脑血管、解热镇痛、消化系统用药、抗肿瘤用药和中成药等七大系列近千个品种。石药集团有维生药业、中诺药业、欧意药业、恩必普药业、银湖制药等30余家下属公司

续表

2017年百强排名	企业名称	企业概况
17	正大天晴药业集团股份有限公司	正大天晴药业集团是集科研、生产和销售为一体的创新型医药集团企业，是国内知名的肝健康药物研发和生产基地，为国家重点高新技术企业、国家火炬计划连云港新医药产业基地重点骨干企业。异甘草酸镁注射液（天晴甘美）和恩替卡韦分散片（润众）是其最重要的两个产品。除肝病领域，正大天晴药业也涉及抗肿瘤、呼吸、抗生素、内分泌等多个领域，也将是企业未来发展的重点方向
18	四川科伦药业股份有限公司	四川科伦药业是我国最大的输液产品制造商，形成了以输液产品为核心和特色的产业发展格局。此外，科伦药业产品也覆盖了抗生素全产业链，成为科伦药业的第二大特色。科伦药业拥有众多的仿制药产品，旗下有海内外100多家子公司。2017年公司业绩快速增长，从2016年医药工业百强的第24位提高到2017年的第18位

续表

2017年百强排名	企业名称	企业概况
21	天津医药集团有限公司	天津医药集团以化学与生物制药、绿色中药、高端医疗器械、现代商业物流四大板块为主体，科研、生产、商业销售一体化运作，拥有180多家企业，控股中新药业、天药股份、力生制药三家上市公司和迈达科技一家新三板上市公司，与葛兰素史克、大冢、维克多等跨国知名制药公司合作组建合资企业10余家

数据来源：工业和信息化部，中国医药工业信息中心，2017年《中国医药统计年报》

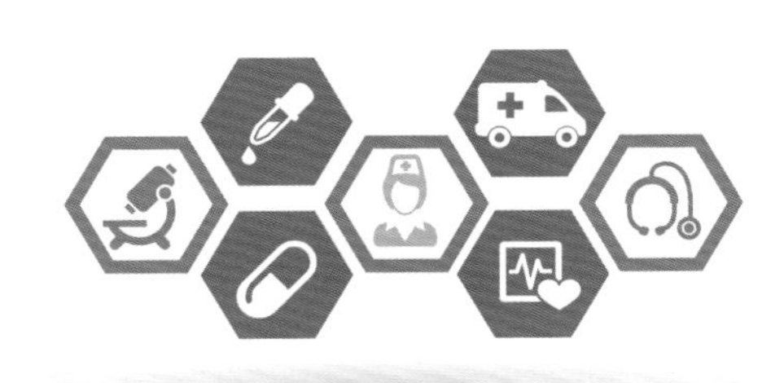

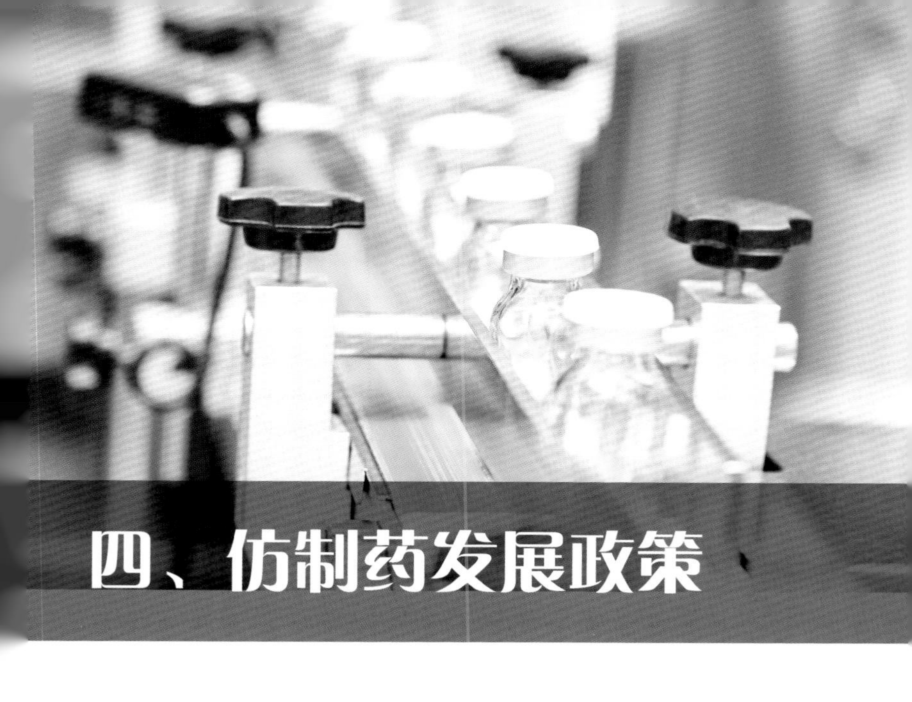

四、仿制药发展政策

1. 指导开展仿制药一致性评价

2017 年，仿制药质量和疗效一致性评价工作在多方共同努力初见成效，企业已从观望转为积极开展相关准备和研究工作，其中行业协会在相关政策和技术文件意见征求方面发挥了积极作用，药监局相关部门努力精进，及时发布了系列工作流程、指南和技术指导原则等配套文件，为仿制药一致性评价的顺利进行奠定了坚实的政策基础。2018 年，为了进一步推进仿制药与原研药质量和疗效一致性评价工作的深入开展，药监局发布了一系列重要的文件，对一致性评价工作的政策指引更为具体和详尽。

表 2–2　2018 年以来我国发布的指导开展一致性评价的主要文件

序号	已发布文件	发布日期
1	关于发布《首批专利权到期、终止、无效且尚无仿制申请的药品清单》的通知	2018/1/29
2	关于进一步做好 289 基药目录中国内特有品种一致性评价工作有关事宜的通知	2018/1/30
3	总局关于发布仿制药参比制剂目录（第 12 批）的通告（2018 年第 31 号）	2018/2/9
4	关于更新《289 目录品种参比制剂基本情况表》的通知	2018/2/14

续表

序号	已发布文件	发布日期
5	总局关于发布仿制药参比制剂目录（第13批）的通告（2018年第38号）	2018/2/14
6	关于公开征求《调整化学仿制药长期稳定性研究申报资料要求》意见的通知	2018/3/27
7	国务院办公厅关于改革完善仿制药供应保障及使用政策的意见（国办发〔2018〕20号）	2018/4/3
8	药监局关于发布仿制药参比制剂目录（第14批）的通告（2018年第20号）	2018/4/27
9	药监局关于发布可豁免或简化人体生物等效性（BE）试验品种的通告（2018年第32号）	2018/5/25
10	关于发布《化学仿制药注册批生产规模的一般性要求（试行）》的通知	2018/6/22
11	药监局关于发布仿制药参比制剂目录（第15批）的通告（2018年第49号）	2018/6/28
12	关于“新注册分类的皮肤外用仿制药的技术评价要求”公开征求意见的通知	2018/7/11
13	药监局关于发布仿制药参比制剂目录（第16批）的通告（2018年第66号）	2018/7/26

续表

序号	已发布文件	发布日期
14	关于征求289基药目录中的国内特有品种评价建议的通知	2018/7/31
15	关于发布《注册分类4、5.2类化学仿制药（口服固体制剂）生物等效性研究批次样品批量的一般要求（试行）》的通知	2018/8/30
16	药监局关于发布仿制药参比制剂目录（第17批）的通告（2018年第84号）	2018/9/13
17	国务院办公厅关于完善国家基本药物制度的意见（国办发〔2018〕88号）	2018/9/19
18	关于进一步做好289基药品种一致性评价申报与技术审评相关工作的通知	2018/9/29
19	CDE关于公开征求“局部作用常见阴道制剂（阴道片、阴道栓）仿制药的评价技术要求”意见的通知	2018/10/24
20	药监局关于发布生物等效性研究的统计学指导原则和高变异药物生物等效性研究技术指导原则的通告（2018年第103号）	2018/10/29
21	关于发布仿制药参比制剂目录（第18批）的通告（2018年第111号）	2018/11/1
22	中央全面深化改革委员会通过《国家组织药品集中采购试点方案》	2018/11/14

续表

序号	已发布文件	发布日期
23	联合采购办公室发布《"4+7"城市药品集中采购文件》	2018/11/15
24	关于发布《第二批专利权到期、终止、无效且尚无仿制申请的药品清单》的通知	2018/12/24
25	药监局关于加强药品集中采购和使用试点期间药品监管工作的通知（国药监药管〔2018〕57号）	2018/12/27
26	药监局关于仿制药质量和疗效一致性评价有关事项的公告（2018年第102号）	2018/12/28
27	药监局关于发布可豁免或简化人体生物等效性（BE）试验品种（第2批）的通告（2018年第136号）	2018/12/29
28	药监局关于发布仿制药参比制剂目录（第19批）的通告（2018年第135号）	2018/12/29
29	关于印发加快落实仿制药供应保障及使用政策工作方案的通知（国卫体改发〔2018〕53号）	2018/12/29

◇参比制剂

截至2018年底，药监局先后共发布了19批仿制药参比制剂目录（共1158条），其中2018年总共发布了8批（第12批至第19批，共227条）。药品审批中心（CDE）于2018年2月14日发布的《289目录品种参比制剂基本情况表》（更新版）中对289目录品种的参比制剂做了汇总整理，按来源将289品种参比制剂分为8类，其中属于“可根据‘三改’技术指南选择参比制剂”和“国际公认（美国/日本橙皮书）”两类最多，分别为99个和80个。

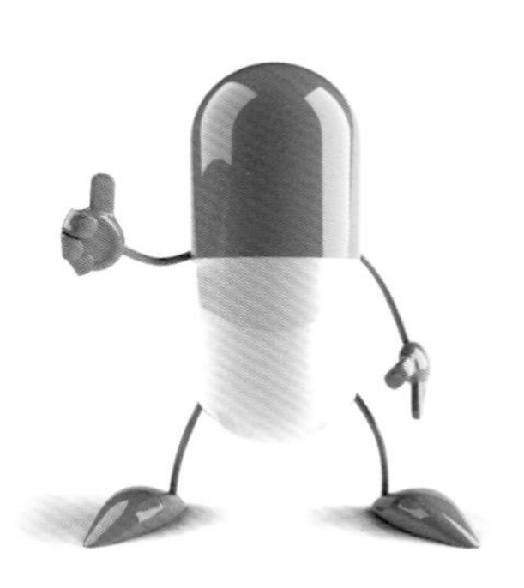

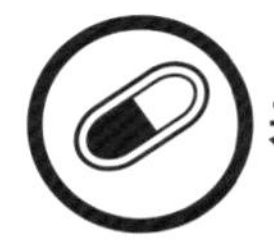

表 2-3 289 目录品种参比制剂来源汇总表

序号	参比制剂来源分类	品种数
1	原研进口	33
2	原研地产	9
3	上市和产地国家不同	51
4	国际公认（美国 / 日本橙皮书）	80
5	可根据“三改”技术指南选择参比制剂	99
6	国内特有品种	19
7	不推荐参比、无企业备案，非国内特有	25
8	特殊管控	5

发布的 19 批仿制药参比制剂目录中非 289 目录品种参比制剂按来源可为 6 类，其中属于“原研进口”和“国际公认（美国 / 日本橙皮书）”两类最多，分别为 238 个品种和 182 个品种。

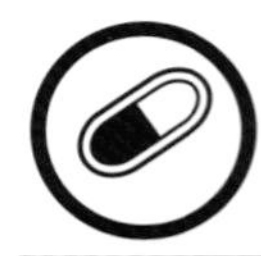

表 2–4　非 289 目录品种参比制剂来源汇总表

序号	参比制剂来源分类	一共公布品种数（19 批）	2018 年公布品种数（8 批）
1	原研进口	238	39
2	原研地产	46	35
3	上市和产地国家不同	74	13
4	国际公认（美国 / 日本橙皮书）	182	26
5	原研技术转移	1	1
6	其他	28	9

值得注意的是，同一品种不同品规可能存在不同分类，如一种规格是原研进口，一种规格是根据“三改”技术指南选择参比制剂。例如 289 目录品种依非韦伦片在《289 目录品种参比制剂基本情况表》和

药监局公布的第19批仿制药参比制剂目录中的来源不同。前者公布，规格为50mg的依非韦伦片，上市国家为英国，产地为中国；后者公布，规格为50mg、200mg及600mg的依非韦伦片均属于原研技术转移。

◇生物等效性（BE）豁免

为落实《国务院办公厅关于开展仿制药质量和疗效一致性评价意见的通知》（国办发〔2016〕8号）的有关要求，国家食品药品监管总局2016年4月发布了《人体生物等效性试验豁免指导原则（征求意见稿）》，依照《关于仿制药质量和疗效一致性评价工作有关事项的公告》的要求，对符合征求意见稿的品种以及不适合开展人体内研究的品种，分批公布具体品种目录；企业也可向药监局提出豁免申请并说明理由，药监局经论证后决定是否同意豁免。

2018年5月31日，药监局发布了48个可豁免或简化人体 BE 试验品种，其中可豁免品种 15 个，可申请豁免品种 17 个，可简化品种 13 个，另有 3 个品种可进行人体 PK 比较研究，评价安全性。2018 年 12 月 29 日，药监局又发布了第 2 批可豁免或简化人体 BE 试验品种名单，共涉及 14 个品种，其中 9 个为可豁免品种，5 个为可申请豁免品种。

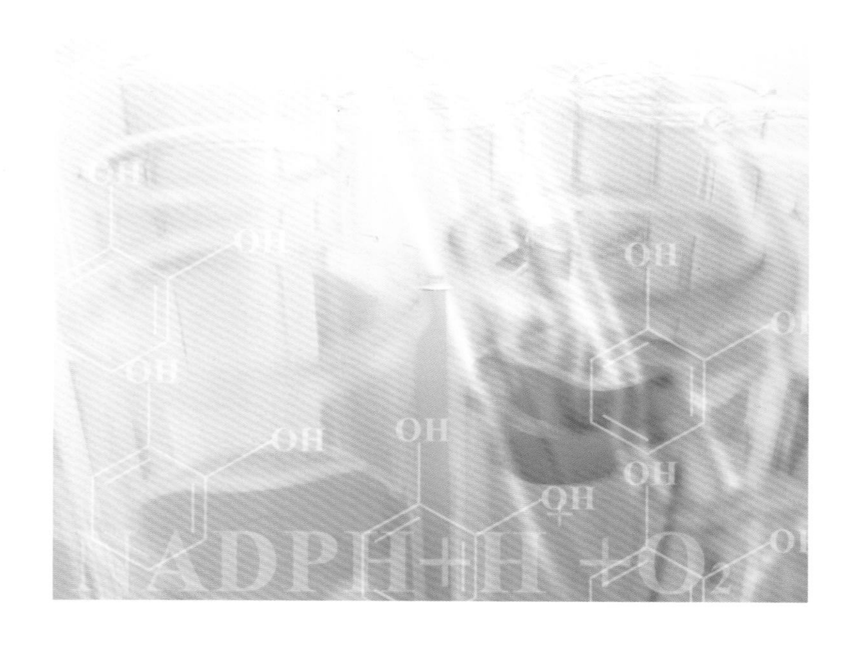

2. 仿制药供应保障

2018 年以来，国家在加速推进仿制药一致性评价进度的同时，也十分注重短缺药、罕见病药等药品的供应保障，发布了一系列促进药品供应保障的政策，包括制定和公布罕见病用药目录、推动医药研发外包（CRO）和制造外包（CMO）平台建设、建立药品集中生产基地等。这些政策为保障当前短缺药品供应起到了积极的改善作用。

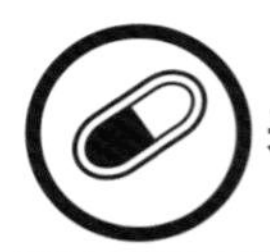

表 2–5　2018 年以来我国发布的加强药品供应保障的主要文件

发布文件	发布日期
工信部、原卫计委、发改委、原 CFDA 四部门关于组织开展小品种药（短缺药）集中生产基地建设的通知	2018/2/1
卫健委关于印发罕见病目录制订工作程序的通知	2018/6/5
卫健委、科技部等五部门关于公布第一批罕见病目录的通知	2018/6/8
国家发改委办公厅等四部门办公厅（室）关于组织实施生物医药合同研发和生产服务平台建设专项的通知	2018/6/11
工信部第一批小品种药（短缺药）集中生产基地建设单位公示	2018/12/5

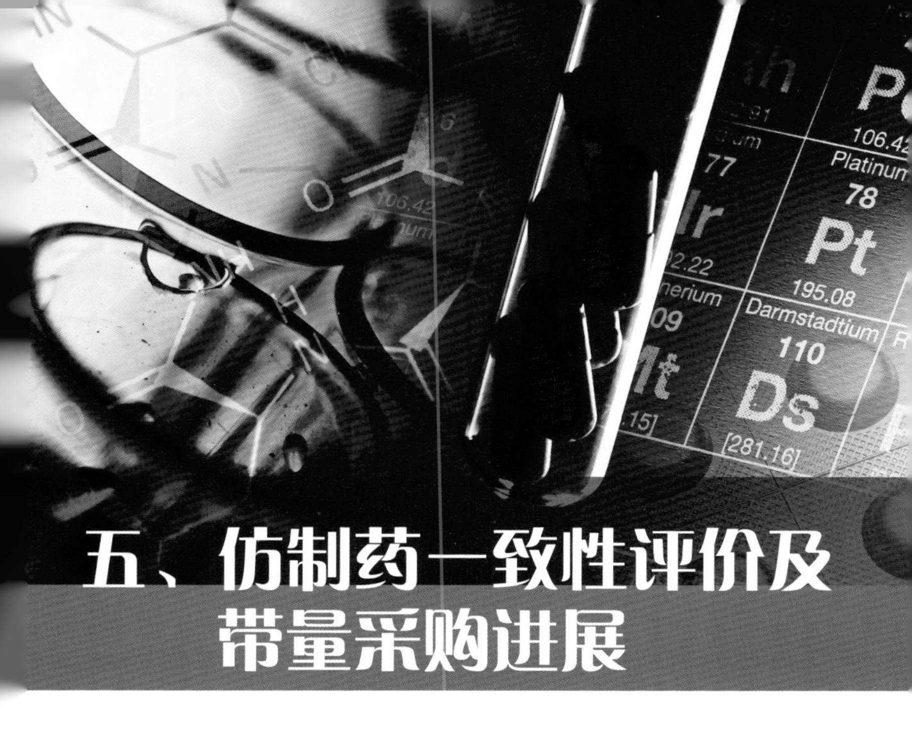

五、仿制药一致性评价及带量采购进展

1. 已通过一致性评价的品种及企业

一致性评价审批途径包括按常规流程完成相应的药学、BE 试验，再通过一致性评价注册申报获得补充批件，或者按新 3、4 类药物注册申报，或者在欧盟、美国或日本批准上市的仿制药根据是否在中国上市及是否采用同一生产线或同一处方工艺生产的，申请人向 CDE 提交不同的申请材料，由国家食品药品监督管理总局审评通过后，视同通过一致性评价等 3 种形式。

截至 2018 年 12 月 31 日，通过一致性评价的批件数为 151 个，其中 289 品种 65 个，非 289 品种 86 个。通过一致性评价的品种数 76 个，其中 289 品种 30 个，非 289 品种 46 个[①]。

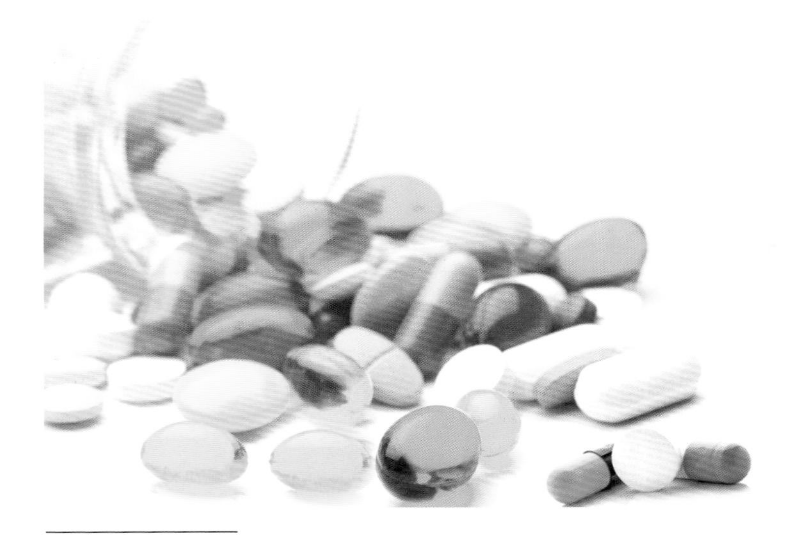

① 数据来源：CPM 数据库、中国上市药品目录集、CDE

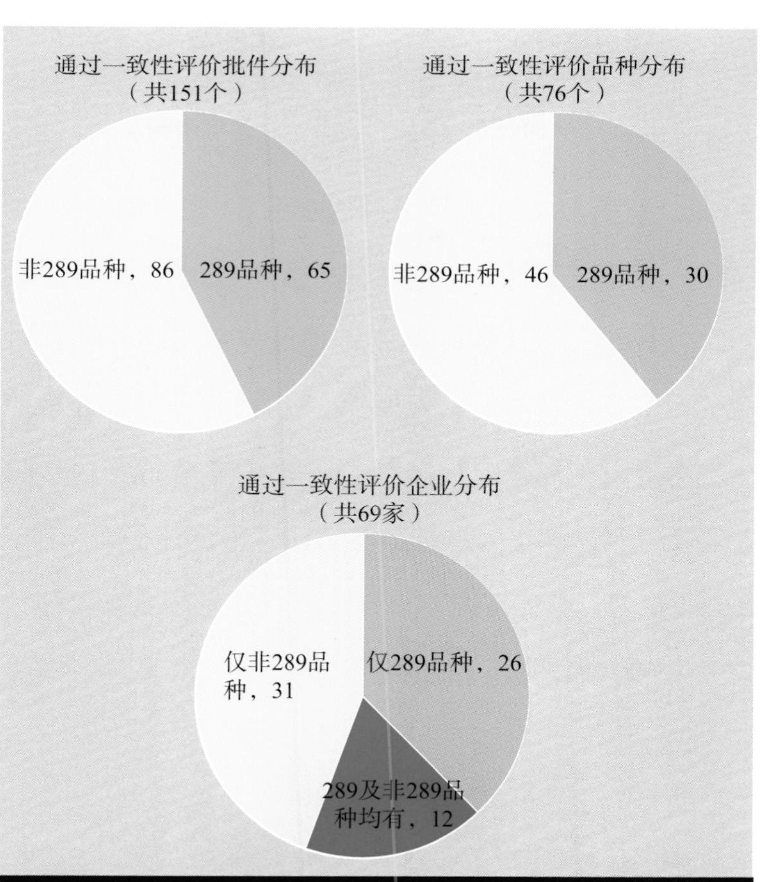

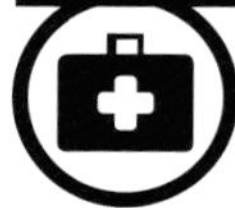

图 2-6　截至 2018 年底通过一致性评价的批件、品种及企业分布

从企业维度来看，2018 年底全国共有 69 家企业有品种通过一致性评价，其中既有 289 品种又有非 289 品种通过的企业 12 家，仅有 289 品种通过的企业 26 家，仅有非 289 品种通过的企业 31 家。截至 2018 年底，已有 12 个品种有 3 家（含）以上企业通过了一致性评价（表 2-6），其中苯磺酸氨氯地平片为通过企业数最多的品种。69 家企业中，通过品规数最多的企业为浙江华海药业股份有限公司（17 个品规 / 批件，11 个品种），其次为重庆药友制药有限责任公司（7 个品规 / 批件，4 个品种）和石药集团欧意药业有限公司（7 个品规 / 批件，5 个品种）。

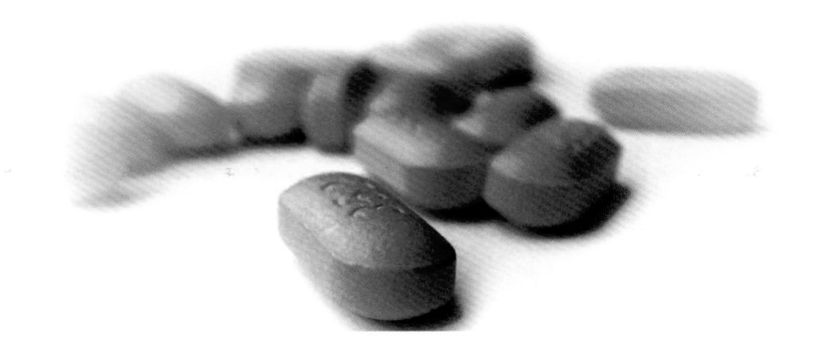

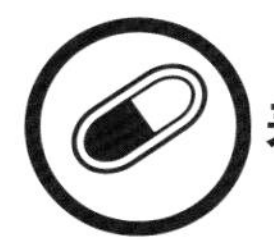

表 2-6 截至 2018 年底已有 3 家（含）以上企业通过一致性评价的品种

品种	企业
苯磺酸氨氯地平片	华润赛科药业有限责任公司
	江苏黄河药业股份有限公司
	苏州东瑞制药有限公司
	扬子江药业集团上海海尼药业有限公司
	浙江京新药业股份有限公司
阿莫西林胶囊	湖南科伦制药有限公司
	石药集团中诺药业（石家庄）有限公司
	浙江金华康恩贝生物制药有限公司
	珠海联邦制药股份有限公司中山分公司
恩替卡韦分散片	安徽贝克生物制药有限公司
	江西青峰药业有限公司
	苏州东瑞制药有限公司
	正大天晴药业集团股份有限公司

续表

品种	企业
蒙脱石散	山东宏济堂制药集团股份有限公司
	四川维奥制药有限公司
	先声药业有限公司
	扬子江药业集团有限公司
瑞舒伐他汀钙片	南京先声东元制药有限公司
	南京正大天晴制药有限公司
	浙江海正药业股份有限公司
	浙江京新药业股份有限公司
富马酸替诺福韦二吡呋酯片	成都倍特药业有限公司
	齐鲁制药有限公司
	正大天晴药业集团股份有限公司
	杭州和泽医药科技有限公司
恩替卡韦胶囊	江西青峰药业有限公司
	南京正大天晴制药有限公司
	四川海思科制药有限公司

续表

品种	企业
头孢呋辛酯片	成都倍特药业有限公司
	国药集团致君（深圳）制药有限公司
	珠海联邦制药股份有限公司中山分公司
盐酸二甲双胍片	广东华南药业集团有限公司
	石药集团欧意药业有限公司
	四环医药控股集团有限公司
盐酸二甲双胍缓释片	江苏德源药业股份有限公司
	上海上药信谊药厂有限公司
	悦康药业集团有限公司
草酸艾司西酞普兰片	湖南洞庭药业股份有限公司
	山东京卫制药有限公司
	四川科伦药业股份有限公司
厄贝沙坦片	海正辉瑞制药有限公司
	江苏恒瑞医药股份有限公司
	浙江华海药业股份有限公司

2. 一致性评价进行中的品种及企业

截至 2018 年 12 月 31 日，CDE 共受理一致性评价批件申请总数 680 个，其中还有 526 个仍在审评中，涉及品种 202 个、企业 232 家。2018 年以来，CDE 受理的一致性评价批件申请数逐月增加，2018 年 12 月共受理一致性评价批件申请 108 个，达到历史峰值。

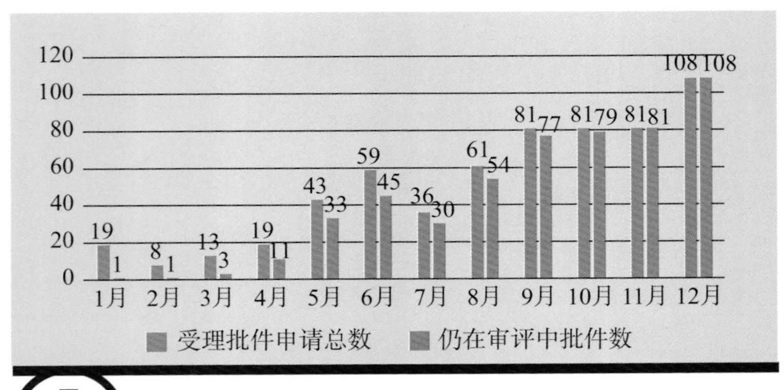

图 2-7 2018 年 CDE 受理一致性评价批件申请数月分布情况

截至 2018 年底，共有 17 个品种在进行一致性评价的企业数达到 5 家（含）以上（表 2-7），其中超过 10 家（含）以上的品种为阿莫西林胶囊、苯磺酸氨氯地平片、盐酸二甲双胍片、盐酸雷尼替丁胶囊及吲达帕胺片。

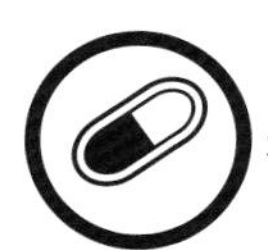

表 2–7　截至 2018 年底正在进行一致性评价的集中品种

品种	在评价企业数	在评价批件数
阿莫西林胶囊	18	24
苯磺酸氨氯地平片	17	17
盐酸二甲双胍片	12	13
盐酸雷尼替丁胶囊	10	10
吲达帕胺片	10	10
蒙脱石散	9	9
格列美脲片	7	10
甲硝唑片	7	7

续表

品种	在评价企业数	在评价批件数
卡托普利片	7	7
头孢氨苄胶囊	7	11
盐酸二甲双胍缓释片	7	8
对乙酰氨基酚片	6	6
碳酸氢钠片	6	6
头孢呋辛酯片	6	7
盐酸克林霉素胶囊	6	6
盐酸左西替利嗪片	6	6
异烟肼片	5	6

从企业维度来看，共有13家企业在进行一致性评价的品种数在5个（含）以上（表2-8），其中齐鲁制药在评价品种数和批件数最多，分别达到了18个和32个；其次为江苏恒瑞医药，在评价品种数为10个、批件数为12个。

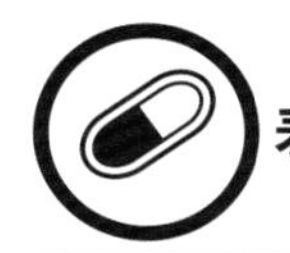

表 2-8 截至 2018 年底我国正在进行一致性评价的主要企业

企业	在评价品种数	在评价批件数
齐鲁制药有限公司	18	32
江苏恒瑞医药股份有限公司	10	12
江苏豪森药业集团有限公司	8	12
石药集团欧意药业有限公司	8	11
四川科伦药业股份有限公司	8	10
扬子江药业集团有限公司	8	8
正大天晴药业集团股份有限公司	8	11
齐鲁制药(海南)有限公司	7	9
宜昌人福药业有限责任公司	7	7
湖南科伦制药有限公司	6	10
广东华南药业集团有限公司	5	5
山东罗欣药业集团股份有限公司	5	7
浙江海正药业股份有限公司	5	5

3. "4+7"带量采购的品种及企业

2018 年 12 月 17 日，上海阳光医药采购网正式发布了《关于公布 4+7 城市药品集中采购中选结果的通知》，通知公布了 31 个试点通用名药品中 25 个集中采购中选的品种，成功率 81%；中标品种与试点城市 2017 年同种药品最低采购价相比，拟中选价平均降幅 52%，最高降幅 96%，降价效果明显。

25 个中标品种中 7 个为 289 品种，占比 28%；2 个中标企业为外企或合资企业，分别为阿斯利康的吉非替尼片和中美上海施贵宝制药的福辛普利钠片，占比 8%；中标企业数为 10 家，其中浙江华海中标品种数最多，达到了 6 个，其次为浙江京新药业，有 3 个品种中标。

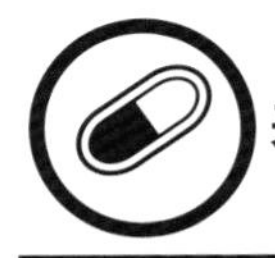

表 2-9 “4+7”带量采购中标企业及产品

中标企业	中标品种	289 品种
浙江华海药业股份有限公司	厄贝沙坦片	否
	厄贝沙坦氢氯噻嗪片	否
	赖诺普利片	否
	利培酮片	是
	氯沙坦钾片	否
	盐酸帕罗西汀片	是
浙江京新药业股份有限公司	苯磺酸氨氯地平片	是
	瑞舒伐他汀钙片	否
	左乙拉西坦片	否
成都倍特药业有限公司	富马酸替诺福韦二吡呋酯片	否
	头孢呋辛酯片	是
江苏豪森药业集团有限公司	奥氮平片	否
	甲磺酸伊马替尼片	否

续表

中标企业	中标品种	289 品种
扬子江药业集团有限公司	马来酸依那普利片	是
	盐酸右美托咪定注射剂	否
阿斯利康制药公司	吉非替尼片	否
北京嘉林药业股份有限公司	阿托伐他汀钙片	否
北京泰德制药股份有限公司	氟比洛芬酯注射剂	否
海南先声药业有限公司	蒙脱石散	是
上海安必生制药技术有限公司（杭州民生滨江制药有限公司受委托生产）	孟鲁司特钠片	否
深圳信立泰药业股份有限公司	硫酸氢氯吡格雷片	是
四川汇宇制药有限公司	注射用培美曲塞二钠	否
四川科伦药业股份有限公司	草酸艾司西酞普兰片	否
正大天晴药业集团股份有限公司	恩替卡韦分散片	否
中美上海施贵宝制药有限公司	福辛普利钠片	否

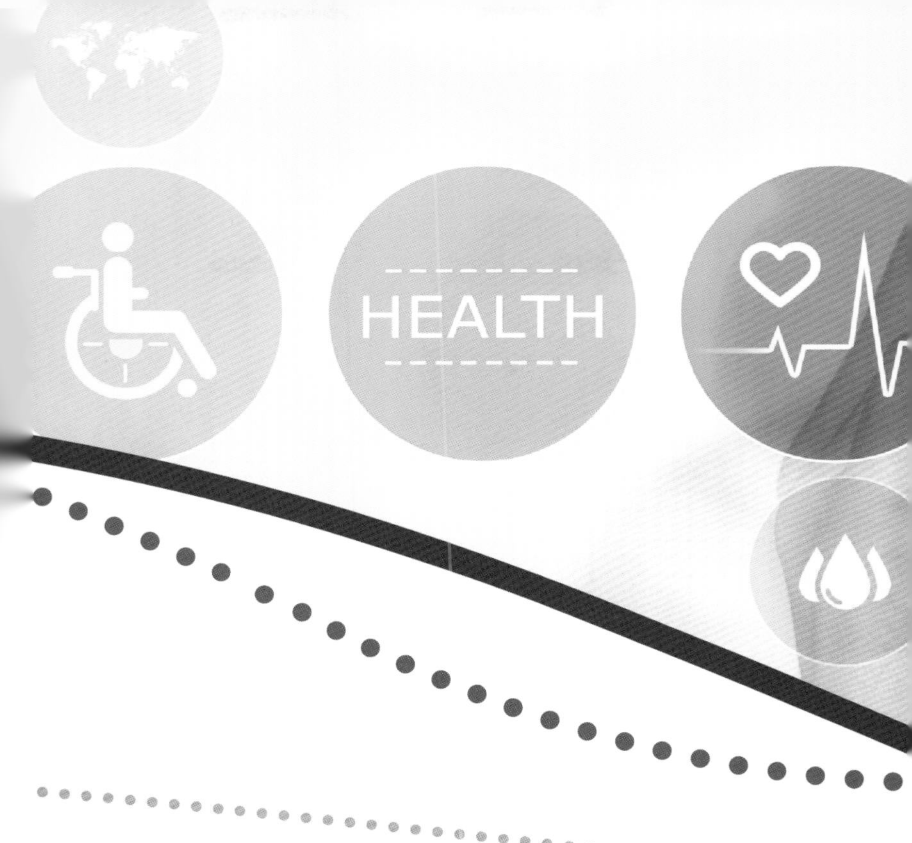

第三部分

中国仿制药产业发展热点

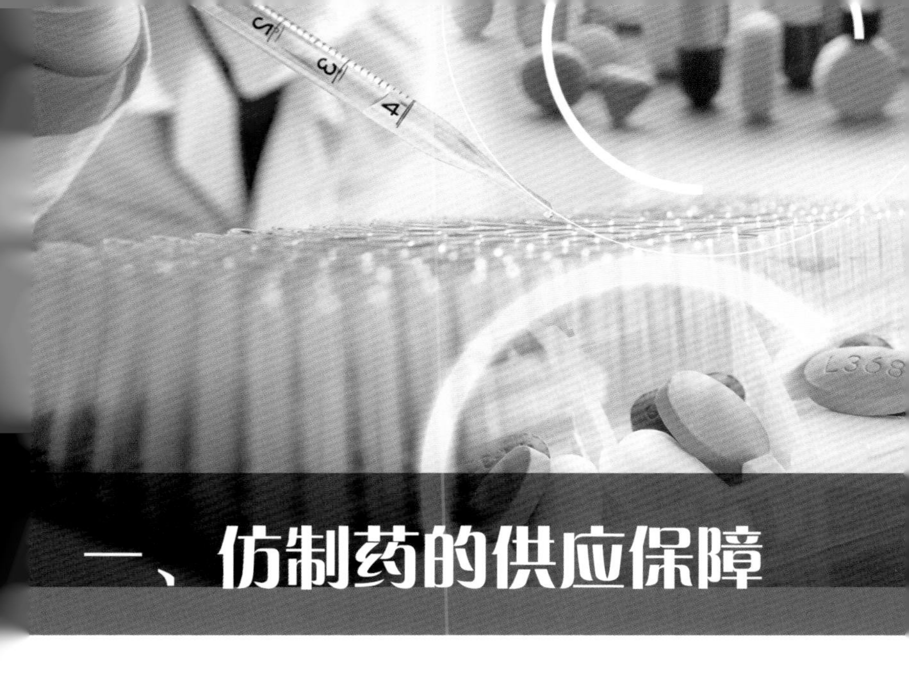

一、仿制药的供应保障

仿制药的供应保障是药品供应保障体系不可或缺的重要一环，对保障患者用药可及性和可获得性、提升人民群众对健康需求的可获得感具有重要意义。药品供应短缺是全球普遍面临的挑战。

目前我国药品短缺问题主要是临床必需的药品供给体系运行效率不高，供应保障政策不够细化、相关环节衔接不够顺畅，部分药品临床供应紧张的情况时有发生，影响了患者用药，危及群众健康。在市场准入、技术、原材料来源、产业化生产、流通、使用等诸多环节中任何一环出现问题，都有可能造成供应短缺的问题。目前仿制药短缺原因可归为三类：①国内无企业研发注册，没有该种产品上市，进口也不足；②国内有该种产品上市，但企业生产能力受限，如原料药需进口或供应不足等；③国内有该产品上市，但由于药品市场价格过低、市场容量有限等原因，企业生产动力不足。

低价药、罕见病药、儿童药依然是我国主要短缺的药品，在药品生产方面，一些独家和生产厂家较少的药品，由于一些偶然因素可能导致药物供应短缺。流通使用方面，一些药品招标价格过低，企业生产无利可图甚至亏损，造成市场供应难以持续。在药品审评审批方面，近年来我国药品监管领域出台了大量新的政策法规和技术要求，对于加快仿制药的审评审批、提高仿制药质量、保障药品供给起到了积极的促进作用。但由于监管和技术要求的大幅度提高，也大幅增加了仿制药的研发和生产成本及研发、生产周期，而我国的药品价格尚缺乏随成本上升动态调整的机制，从而加剧了药品短缺现象的发生。同时，由于环保要求的不断提高，使得部分原料药的生产供应出现问题，加之一些机构趁机进行原料药垄断，进一步造成了一些市场规模不大的药品出现短缺现象。

短缺药品供应保障是一项重大民生工程，我国政府对保障药品供给一直非常关注，明确要求抓好药品供应保障制度建设，采取有效措施，解决好低价药、“救命药”“孤儿药”以及儿童用药的供应问题。在2017年4月18日中央深改组第三十四次会议上，习近平总书记主持审议了《关于改革完善短缺药品供应保障机制的实施意见》，就贯彻落实保障药品供给提出明确要求。2017年6月，原国家卫生计生委等9部门联合发布《关于改革完善短缺药品供应保障机制的实施意见》，提出到2017年底，建立短缺药品信息收集和汇总分析机制，完善短缺药品监测预警和清单管理制度；到2020年，实现药品供应保障综合管理和短缺监测预警信息资源的共享共用，建立成熟稳定的短缺药品实时监测预警和分级应对体系。相关政策要求，由原国家卫生计生委、国家发改委、工业和信息化部、财政部、人力资源和社会保障部、商务部、国务院国资委、国家工商总局、原CFDA等组成国家短缺药品供应保障工作会商联动机制，突出跨领域、多部门的政策统筹、协作配合、有效联动。通过监测发现药品短缺品种问题，将在目前每个省份布局不少于15个监测哨点的基础上，联通药品研发注册、生产流通、采购使用等重点环节，逐步形成国家、省、市、县四级监测网络体系和预警机制，并在此基础上综合分析我国疾病谱变化、重点人群临床用药需求、突发事件应急保障需求、药品及其原料药生产审批等情况，合理界定临床必需药品短缺标准，建立国家、省两级短缺药品清单管理制度。根据药品短缺的实际情况，及时启动国家或省级应对机制，定期公布相关信息，并采取定点生产、协调应急生产、加强供需对接、完善短缺药品储备、打击违法违规行为、健全罕见病用药政策，支持相关企业技术改造升级，鼓励综合实力强、小品种药品批准文号较集中的企业申报建设国家小品种药物集中生产基地等应对措施，期望逐步我国的药品的短缺问题。

2018 年 5 月，国家公布《第一批罕见病目录》，我国罕见病的“身份证”正式诞生，将极大地推进我国罕见病的诊断、治疗和相关政策的落地实施。罕见病目录的公布对保障罕见病用药供给起了积极的推动作用。2018 年底由国家医疗保障局主导实施的“4+7”药品带量采购政策，以及卫健委关于全国辅助用药管理政策的推出，使得政府成为医药产品最大的购买和议价方，带来了药品价格的大幅度下降，将对我国医药行业的发展带来深远的影响，一方面将会大幅度降低医保支出，减少患者的用药负担，但同时也可能影响医药行业的发展进程，降低企业开展仿制药质量和疗效一致性评价的积极性，并可能增加出现药品供应短缺的风险，并且对我国目前以 me-too 为主要特征的新药研发也将带来较大压力。一些在发达国家行之有效的政策措施，引入国内时由于缺失相关的配套政策，在执行过程中可能产生很多意想不到的问题。例如发达国家医药市场主要由创新药驱动，制药企业通过创新药物的研发，可以获得巨大的利润以支持创新药物研发的持续性。而国内制药企业目前还处在发展阶段，一方面创新能力较弱，另一方面即使成功研发出相关创新药物，由于国内医保支付的限制，也难以获得与发达国家市场相当的销售规模和利润，难以支撑企业的可持续发展，所以对一些新政策的实施需要加强关注，并在实践中不断完善。相信随着国家有关低价药、罕见病药、儿童药供应保障等系列政策逐步落地实施，我国药品短缺问题将会逐步得到缓解。

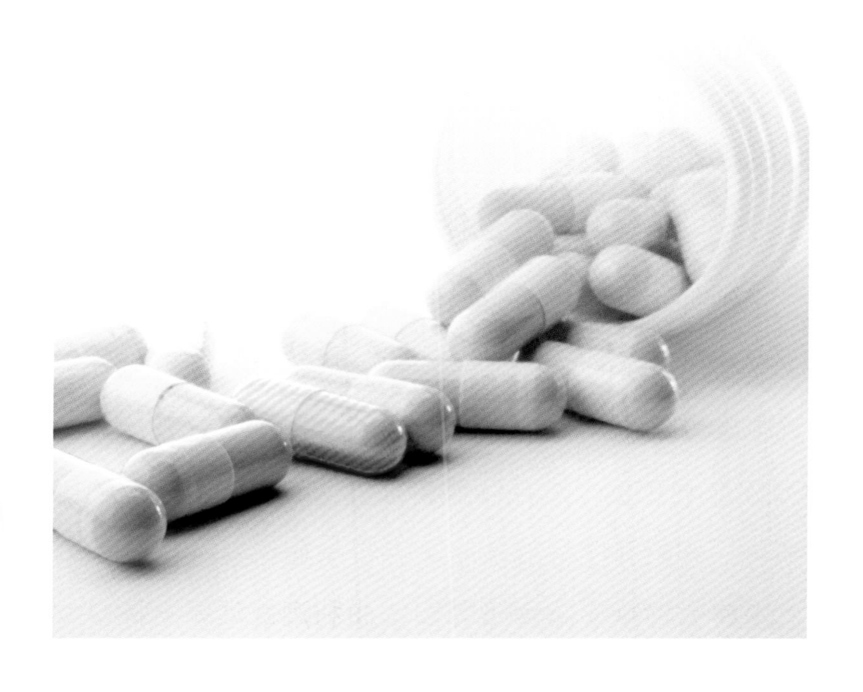

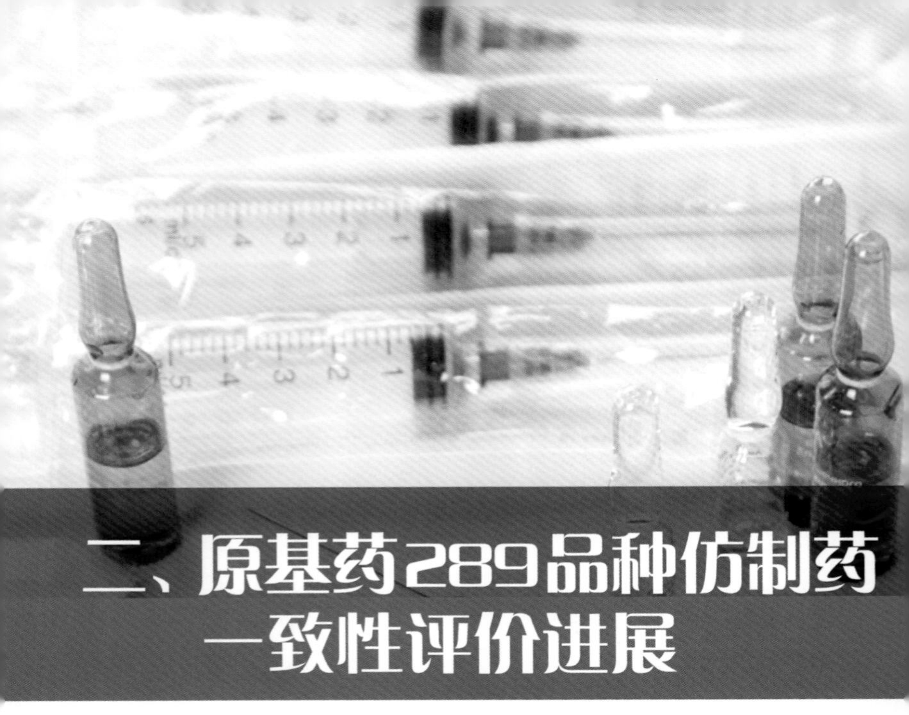

二、原基药289品种仿制药一致性评价进展

我国仿制药一致性评价工作开启于 2012 年，国务院在《国家药品安全“十二五”规划》中就已经提出，我国部分仿制药与国际先进水平存在较大差距，要对 2007 年修订的《药品注册管理办法》施行前批准的仿制药，分期分批与被仿制药进行质量一致性评价，但由于具体细化的政策指导意见迟迟没有出台，该项工

作推进比较缓慢。直到 2016 年 3 月 5 日，国务院办公厅发布了《关于开展仿制药质量和疗效一致性评价的意见》（以下简称意见），从而让仿制药一致性评价工作全面提速。

意见明确提出，国家基本药物目录（2012 年版）中 2007 年 10 月 1 日前批准上市的化学药品仿制药口服固体制剂，应在 2018 年底前完成一致性评价，其中需开展临床有效性试验和存在特殊情形的品种，应在 2021 年底前完成一致性评价；逾期未完成的，不予再注册。意见所指的制剂品种共 289 个，即业界所说的 289 品种。

随后，中共中央和国务院办公厅及原 CFDA 密集发布多项配套指导政策，从参比制剂到详细的技术指导，大力推动了一致性评价的进展。2017 年底首批 17 个品规通过一致性评价，至 2018 年 7 月 26 日，国家药监部门共公布了 5 批通过一致性评价的品规和企业目录，此后CDE将通过一致性评价品种及时收载入《中国上市药品目录集》，不再分批公布，一致性评价进入常态化发展。截至2018年底，通过一致性评价的批件数为151个，其中289品种数为65个，占比43%；通过一致性评价的品种数为76个，其中289品种数为30个，占比39%；289品种总体通过率仅10.4%。

2018年10月25日，卫健委发布《国家基本药物目录（2018年版）》（以下简称新版基药目录），品种数量由原来的520种增加到685种。2018年12月28日，药监局发布公告，由于新版基药目录已于2018年11月1日起施行并建立了动态调整机制，为与一致性评价实现联动，对纳入国家基本药物目录的品种不再统一设置评价时限要求。

国家态度已经明确，将严格按照"时间服从质量"的原则对一致性评价工作适当延期，自首家品种通过一致性评价后，其他药品生产企业的相同品种原则上应在3年内完成一致性评价。其他逾期未完成的，企业经评估认为属于临床必需、市场短缺品种的，可向所在地省级药品监管部门提出延期评价申请，经省级药品监管部门会同卫生行政部门组织研究认定后，可予适当延期。逾期再未完成的，不予再注册。

我们预计，仿制药一致性评价未来还有很长的过渡期，政府将优先考虑保障质量，并调整政策以鼓励一致性评价工作的持续推进。截至2018年底，已有6个注射剂品种（10个品规）通过了一致性评价，分别为布洛芬注射液、氟比洛芬酯注射液、盐酸右美托咪定注射液、注射用培美曲塞二钠、注射用头孢唑林钠/氯化钠注射液、注射用紫杉醇（白蛋白结合型）。由于新版基药目录已于2018年下半年发布，289品种的概念将逐渐淡化，国家将更加关注一致性评价的整体推进质量和进度，注射剂一致性评价也将加强推进。

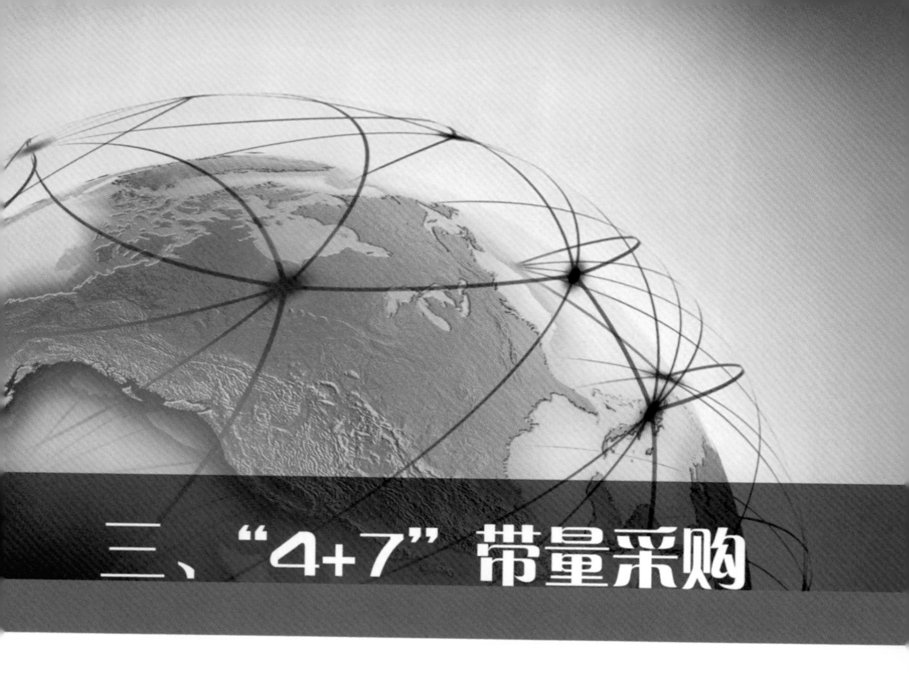

三、"4+7"带量采购

2018年3月17日，第十三届全国人大一次会议表决通过了关于国务院机构改革方案的决定，组建中华人民共和国国家医疗保障局。2018年5月31日，国家医疗保障局正式挂牌成立，该部门集中了基金支付、药品采购和价格管理3项重要权力，被业内称之为"超级医保局"。2018年9月11日，国家医疗保障局主导的药品试点联合采购在上海召开座谈会，初步拟定在北京、上海等11个城市试点“带量采购”，同时公布了首批带量采购清单的33个品规及采购数量。

2018年11月14日，习近平总书记主持召开了中央全面深化改革委员会第五次会议并发表重要讲话。会议审议通过了一系列深化制度改革方案，包括《国家组织药品集中采购试点方案》，目的是探索完善药品集中采购机制和以市场为主导的药价形成机制，降低群众药费负担，规范药品流通秩序，提高群众用药安全。从而进一步在国家层面肯定了集中采购试点的工作。

2018年12月7日，“4+7”带量采购中选结果尘埃落定。25个中标品种价格明显降低，与试点城市2017年同种药品最低采购价相比，平均降幅52%，最高降幅96%，仿制药降价的趋势明显。此消息引发了行业热议，A股医药股票也集体跳水。

国家联采办负责人认为，上海市2017年对26个品规药品开展带量采购，平均降幅为54%，参考上海市效果，本次集中采购总体降幅符合预期。这些拟中选药品价格大幅度下降后，挤掉的主要是销售费用等“水分”，药品生产企业“还是能赚钱的”。总体上，这是一项盼望已久的利国利民的好事，群众可以得到质优价廉的药品，生产企业可以节省交易成本，专注于搞研发抓质量。

有资本市场的分析师认为，此次带量采购带来了品种市场规模和利润的巨幅“双降”。以氯吡格雷为例，市场规模将从接近 100 亿缩减到不到 30 亿，利润由几十亿缩减到 4 亿，与氯吡格雷类似的品种将还有很大的降价空间，资本市场还没能充分反映这种预期。

部分来自医药企业界的人士认为，国家采用“4+7”带量采购的方式能够加速产业升级，淘汰一些落后的产品和产能。但对整个医药产业的负面冲击短期仍旧存在，尤其对正在做一致性评价的企业而言，明显的降价效应将挫伤企业的积极性。并且不建议政府采用一刀切的方式来使用“带量采购”模式，不同市场竞争格局、不同治疗地位的品种应灵活采取不同的采购模式，避免对医药市场产生不良的影响。

带量采购之后，非“4+7”地区价格是否联动成为业内关心的问题。2018年12月14日，上海医药集中招标采购事务管理所（简称上海药事所）邀请中标企业代表参加现场“4+7”会议，明确一系列中选后执行问题。执行细则提出：对于非集采地区的价格联动，药事所可出函（只针对中标企业/中标产品）：基于采购模式不同（不带量），预付模式不同，建议不采集“4+7”集采价格，并盖药事所公章。各企业政府事务部要做医保局工作，鼓励企业发声。

但在此前，业内对带量采购的价格联动问题都保持较一致的态度：概率比较大，只是时间节奏上还需要观察。我们预测，对于“4+7”以外的省市，价格还是会受到带量采购的影响，对带量采购的中标品种而言，2019年将出现渐进式、不同幅度的价格下降。

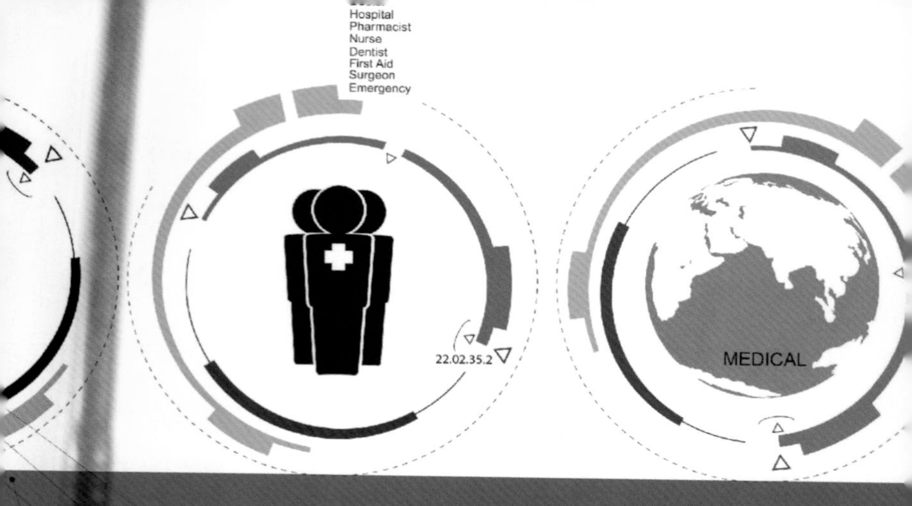

四、通过一致性评价企业现状

截至2018年底，通过一致性评价企业数量已达69家，涉及76个品种，其中绝大部分还未在国家层面带量采购。2018年国家医保局主导的“4+7”带量采购共有25个品种成功中标，率先实施以量换价。目前看来，通过一致性评价的企业面临的情况可大致分为3种：第一种为“4+7”带量采购已中标，第二种为

“4+7”带量采购已落标，第三种为暂未开展带量采购。

对已开展“4+7”带量采购中标的品种，一方面，中标价格大幅下降（平均降幅 52%），且该中标价对非集中采购区域价格具有重要的联动和参考意义，将使得该品种的全国整体市场将在 2019 年急剧缩小。另一方面，对于此次“4+7”带量采购中标企业而言，由于大幅降价，虽然可节省掉部分销售和市场推广费用，但品种利润率下降的可能性也非常大。所以，总体来看，短期已集中招采的品种的整体市场和利润率“双降”，将会导致这些品种的整体利润水平断崖式下跌。

对于“4+7”带量采购已中标企业，最大的利好在于能够一次性获得大量的市场份额，对于在该领域有决心发展的企业而言是一次绝好的市场培育机会，对于市场新进入者更是一次“逆袭”的绝佳机会。此次集中招标采购靴子的落地，标志着政府对整个医药产品市场结构升级拉开了序幕，供给侧改革的步伐进一步加快。

为了确保按质按时按量完成订单，企业需要大幅调整内部结构。首先是生产部门，对之前已经有该产品一定市场份额、只需要适当扩大产能的中标企业而言，释放企业的“储备产能”即可完成订单；对于之前该产品的市场份额较小或是完全没有市场份额的新进企业而言，生产部门可能需要做大幅调整，但据了解由于我国已经进入了一个产能过剩的时代，生产方面的困难都不算太大，满足采购的量基本没有问题。另外，需要调整的部门是销售和市场推广部门，由于我国大部分仿制药企业都有自己的营销团队，销售的业务模式与跨国药企不太相同，跨国企业大多一条产品或产品群一条销售线路，而国内药企销售团队销售的产品较为“混搭”，中标产品不再需要投入大量的销售推广费用，销售团队则会重新组合自己的业务，销售推广其他品种产品。

除开获得采购期内的大量市场的利好外，对于此次“4+7”带量采购中标企业而言，也同时面临着未来不确定性风险。对于“4+7”以外的市场，参与价格联动及招采的政策还不明朗，中标企业是否也有把握以较大优势参与竞争，是否会面临更大程度的价格战还是未知数。此外，采购期结束后将是又一场招标竞赛，采购期内培育的市场虽然能够为企业下一次带量采购带来一定的加分优势，但这种优势到底有多大，未来的招标政策是否会调整等都是中标企业面临的不确定风险。

对于落标企业，当前损失的是“4+7”巨大的市场，只能在“4+7”之外寻求市场突破。与中标企业面临的风险一样，由于各地价格联动的方式和程度、招采的具体措施都还不明朗，落标企业如何在这些市场发力以及如何准备下一次集中带量招采都还有待政策和各地配套措施的逐步细化。

对于目前有过一致性评价品种但尚未集中招采的

企业来说，企业首先不得不接受一个降价的预期，此外还需要仔细分析衡量自身能力、竞争对手及行业环境，以便在投标时报出最适合的价格，并且要做好中标和落标的两手准备。

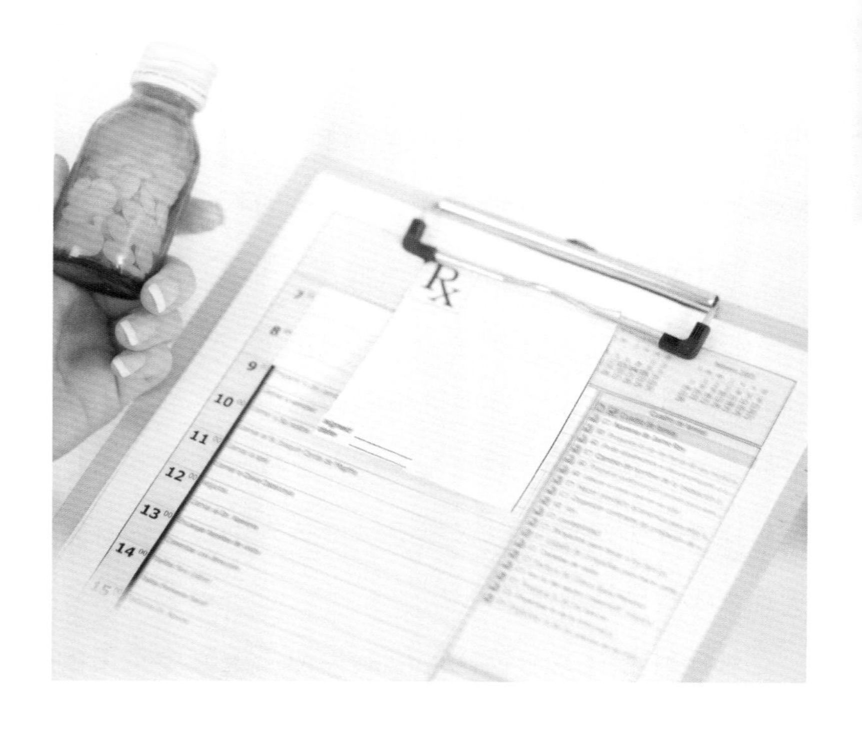

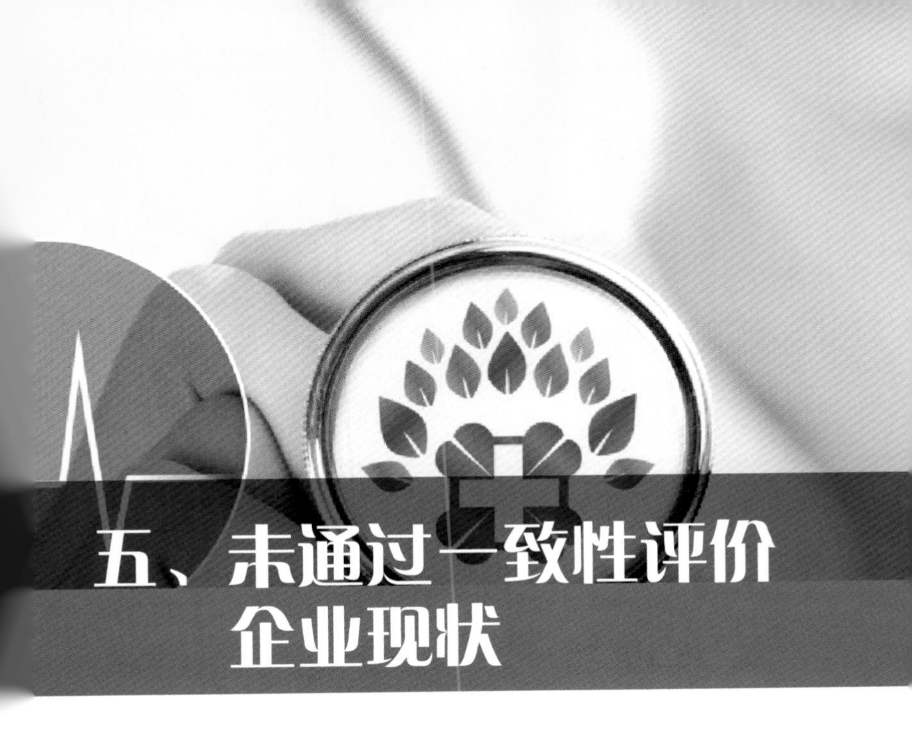

五、未通过一致性评价企业现状

一致性评价对企业而言不仅是一个提高产品质量的过程，也是一个重新调整产品组合的过程。随着一致性评价及带量采购的持续推进，过去几十甚至上百家企业争夺同一仿制药产品市场的局面将逐渐消失，取而代之的产品格局将是更少企业以更好质量获得更大的市场份额，产品的集中度逐步大幅提高，仿制药企业也将兼并重组，产品管线重新组合。

未通过一致性评价的品种中很大一部分是将要被市场淘汰的，这或是源于企业的主动选择，或是迫于市场残酷竞争的无奈之举。据了解，企业主动选择放弃掉的品种一般出于以下几种原因：①该品种生产较少，在市场上本来就濒临淘汰，如土霉素、氯霉素等。这些产品可能曾经风光无限，但药品更新换代的浪潮使这些品种的市场急剧萎缩，对于这些品种而言，顺应市场放弃一致性评价为大多数企业的选择。②该品种与企业未来发展方向不相符。随着我国医药产品结构的深刻调整，摊大饼式地铺开做各类产品的发展模式已经不适应时代发展，企业都将有选择性地在现有产品管线中重点发展自己的优势产品和产品群，放弃与企业发展战略不符的品种，节省成本，集中更多精力专注于优势产品。③该品种竞争过于激烈，而与竞争对手相比优势不足，如生产成本太高、市场占有率低、品牌效应弱等。④迫于原料药被控制，企业对该产品的自主权较弱。⑤综合评估要通过一致性评价需要改良的工艺过多，预期未来收益无法覆盖改良成本。

当然也有一些暂未通过一致性评价的品种，企业并没有主动放弃，有的正在积极评价中，有的可能因各种原因暂时还无法开展。

从一致性评价拉开帷幕，“做与不做，哪些做、哪些不做”就成为企业要思考的重大问题。目前来说，对于大部分有优势产品和实力较强的企业来说，都有一套自己的完整考量，公司或许会根据政策的变化对发展战略做出调整，但总体而言，除了正在积极开展一致性评价的品种，一般未通过一致性评价的品种都是企业将要放弃的品种。对于有优势品种但实力较弱的企业来说，做完优势品种的一致性评价，要么做独家品种，要么寻求并购。而对于既没有优势品种、实力又较弱的企业来说，将较大可能面临被市场清理出局的命运。

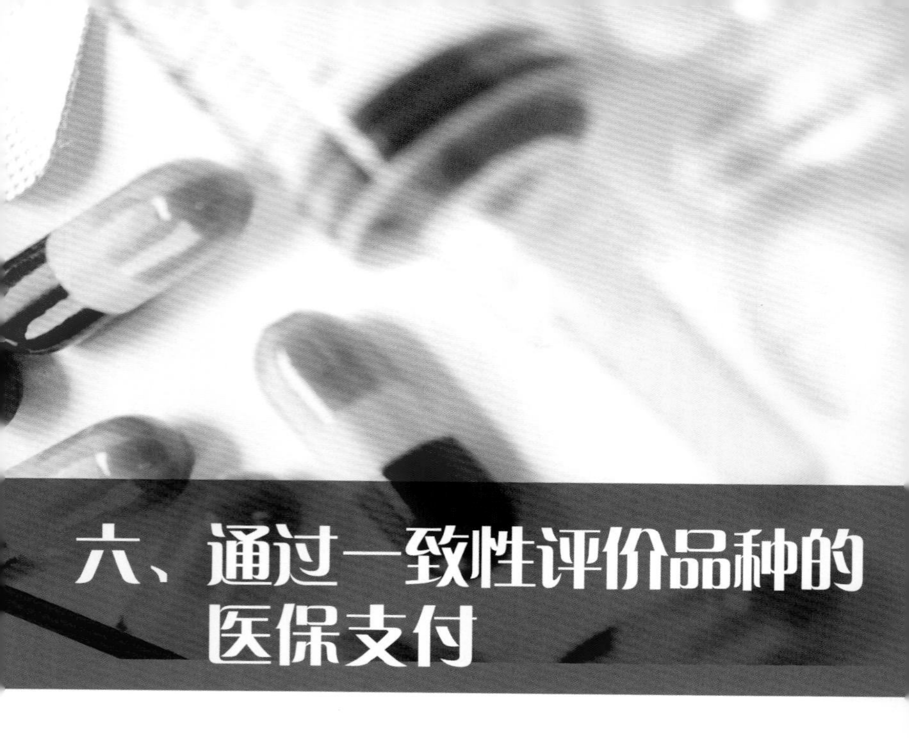

六、通过一致性评价品种的医保支付

自2015年我国开启新一轮药价改革以来，取消了大部分药品，特别是医疗保险目录内药品的政府定价，改为由医保管理部门制定医疗保险支付标准。早在2015年5月，国办《深化医药卫生体制改革2014年工作总结和2015年重点工作任务》中，就要求人社部和原国家卫生计生委应于当年9月底完成医保支付标准的制定工作，但由于医药改革、政府部门改革等各项任务错综复杂，截至 2018 年底，国家尚未出台针对过期原研药品及其仿制药品的具体支付标准。

随着仿制药一致性评价的进展及药品集中招采的实施，以通用名为基础的，按病种付费的支付标准正在逐渐形成。以通用名为基础制定支付标准是国际上普遍使用的一种方式，这种支付方式能够有效促进仿制药的使用，节省医保总支出费用。在 2017 年 1 月，国家发改委、原国家卫生计生委、人社部联合发布了《关于推进按病种付费工作通知》，开启了按病种收费的试点工作。2018 年 2 月，人社部公布《医疗保险按病种付费病种推荐目录》，推荐各省及地区医保基金对白内障、风湿性二尖瓣病变、踝关节骨折等 130 个病种“打包”支付。按病种付费的模式基本框架已然确定。

随着 2018 年底国家“4+7”集中带量采购落地实施，医保局接下来要公布的“医保支付标准”成为关注焦点。预计 2019 年，医保支付标准将如期而至，对于通过一致性评价的药品而言，医保基金将起到重要的杠杆调节作用。有效发挥医保基金对仿制药的支持作用也将是医疗保险实现为参保人提供最大价值健康支付的重要体现。

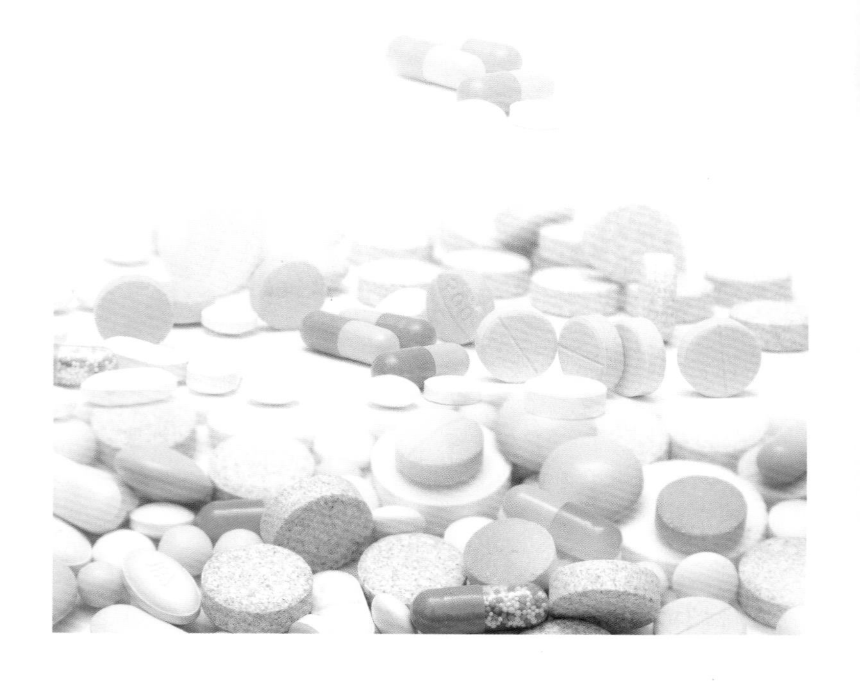

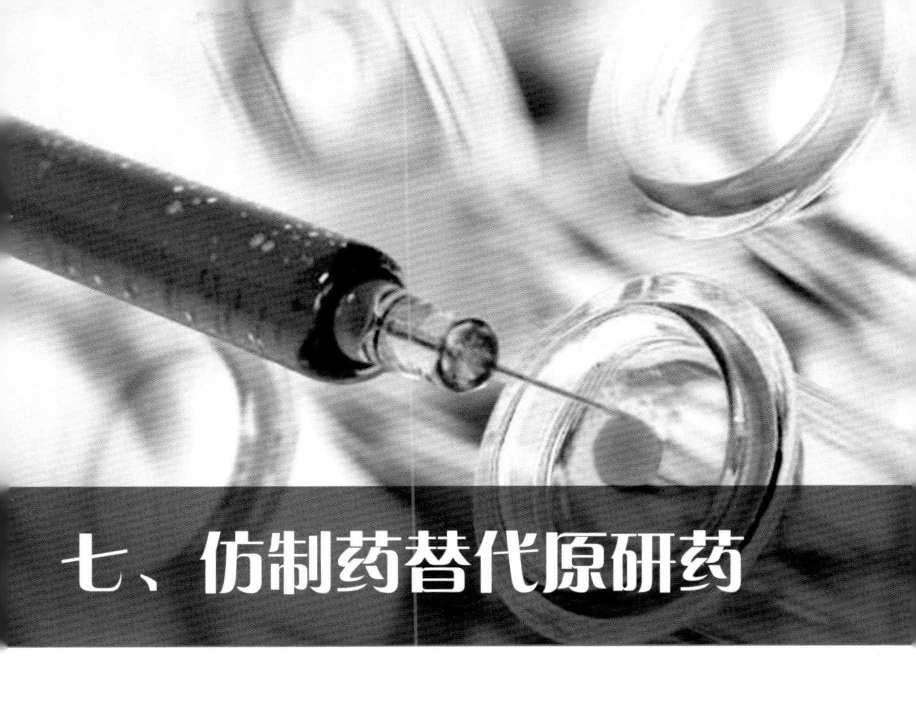

七、仿制药替代原研药

原研药是中国特有的概念，在中国特殊的历史发展阶段，政府为了鼓励跨国医药企业将国外研发的先进药物引入国内，采取了对原研药单独定价的政策，造成在我国不管是专利保护期内的进口创新药物，还是已过专利保护期的进口非专利药物（原研药），都享受单独定价的“超国民待遇”，没有专利悬崖显现，原研药和仿制药的价格鸿沟因此产生。

为了降低医疗费用，世界主要经济体都从政策上鼓励仿制药替代原研药。20 世纪 80 年代，美国新药研发迅猛，但售价高昂，民众难以承受，政府决定推动仿制药发展。从 1984 年开始，美国政府实施了一系列的鼓励仿制药发展的改革，包括建立橙皮书制度简化药品注册申请流程、引入 BE 研究方法缩短研究周期、给予首仿药 180 天市场保护期、允许出于研发目的使用专利等，医疗保障体系也推广仿制药替代政策。

本次“4+7”集中带量采购的 31 个试点通用名药品，有 25 个集中采购中选。其中，通过一致性评价的仿制药 22 个，占 88%；原研药 3 个，占 12%，仿制药替代效应显现。但我国当前的原研替代还主要是政策强制推动，受带量采购通过一致性评价产品与原研药放在同一层次竞争的政策影响，短期将看到明显的“替代效应”和“原研药降价效应”。但我们认为，国内市场对国产仿制药质量的信心重塑不是一蹴而就的，而是一个漫长的渐进过程，随着未来更多通过一致性评价产品的质量和疗效被医生和患者逐步认可之后，才能渐渐形成由市场主导的仿制药替代原研药。

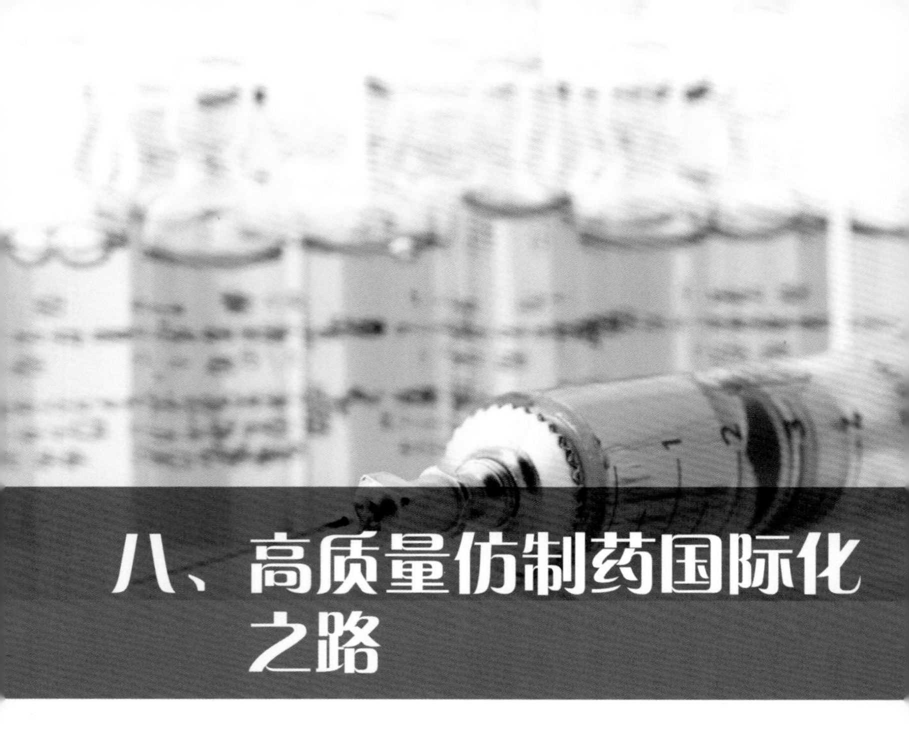

八、高质量仿制药国际化之路

中国高质量仿制药走向国际，尤其进入欧美主流市场，是中国药企一直孜孜追求的目标，虽然道路曲折艰险，但我们一直在朝着这个方向不断迈进坚实的步伐。当前，一致性评价已进入常态化发展阶段，也意味着我国仿制药的整体质量在不断提升，这为我国仿制药走出国门、参与世界竞争逐步积蓄能量。虽然短期定位的依然是国内市场，但长远来看，高质量仿制药走向国际是大势所趋。

2017年中国正式加入人用药品注册技术要求国际协调会议（ICH），这意味着中国政府的药物监管水平已被国际接受。在当前我国仿制药整体水平还不足以与发达国家抗衡的情形下，加入ICH将使中国医药行业的国内市场率先受到大量进口药物进入国内市场的冲击。对本来就处于“跟跑”甚至是“陪跑”阶段的中国企业（尤其是初创企业）来说，会在短时间内面临巨大压力。但这也意味着国内市场整体竞争格局的提高——中国的医药创新企业将与国际企业同台竞技。另外，监管制度的国际化可能在短期内带来不适，但对于有实力的企业而言，将有利于后续的国际化战略。

数据表明，我国被美国食品药品管理局（FDA）注册认证的新药简略申请（Abbreviated New Drug Application，ANDA）产品数量由2017年底的总计89

个增长到 2018 年底的 174 个，详见附录一，增加了近 1 倍。这种现象背后的部分原因是不少企业走“中美双报”路线，既可以达到获得视同通过一致性评价的结果，又能探索拓展美国市场的目的。预计未来，我国到 FDA 注册申请通过 ANDA 的产品数量还将持续快速增长。

近年来，我国到 FDA 及其他国外权威机构注册的仿制药品数量明显增多，但从国外注册到打开国外市场，还有很长的路要走。以美国为例，近年来很多国内企业走“中美双报”路线，在国内可视同通过一致性评价，但要真正打开美国市场却非常困难。第一，美国的仿制药处方量接近九成，几乎已经达到极限，未来几年高速增长的可能性极低，竞争已经非常充分，不是一个增长型市场。第二，美国医药市场跟中国医药市场差异很大，中国药企的“国内成功经验”在美国几乎完全无效。比如，中国药企一般都有自营团队，而美国主要靠经销商代销，前三大批发商占美国医药分销总额的85%~90%，加上美国是联邦制，不同州之间制度和法规都存在差异，人生地不熟的中国企业去美国自建销售管线是非常困难的，而完全依靠美国批发商来代销将面临极大的压价风险，且产品不会被重点推广，本来就没有站稳脚跟的中国药品将无可避免被美国市场冷落。再如，美国的药品是以零售为主、医院销售为辅，中国的销售思路恰好相反，如何在美国零售药店去推广产品，中国药企几乎要从头做起。第三，在美国仿制药市场上，我国不得不与印度正面竞争。价格上，我国的仿制药与印度的仿制药相比，并不占绝对的优势，国内人口红利消失，人力及环保成本都不断提高，在成本上占优十分困难，加之印度药企普遍对美国市场运作机制更加了解，要在这场竞赛中获胜的压力十分巨大。

尽管中国药企的仿制药出海之路困难重重，但国际化对于中国药企而言，已经是势在必行。随着中国药品市场的逐渐开放，国内的竞争压力也会不断地增大，积极融入全球竞争，是高质量仿制药企业发展的必经之路。

除了欧美主流市场外，在其他发展中国家，我国高质量仿制药也可闯出自己的一片天地。我国早在2013年就提出了“一带一路”倡议，旨在向沿线国家（主要是发展中国家）出口中国的技术和基础设施，虽然主要关注的是物理连通性，但随着中国“制”造向中国“质”造发展转变，这种以物流运输为主的沟通也必然带动我国产品、品牌和文化的输出，对于国内迅速成熟、质量已与国际接轨的制药行业来说，“一带一路”也是一个走出去的契机。虽就单个国家而言，市场并不大，但“一带一路”沿线国家的总体市场不容小觑，这些地区也将为其在高速增长的新兴市场提供扩张机会。

伴随我国高质量仿制药国际化，我国药品的出口结构也将发生深刻改变，以原料药出口为主将逐步转向以制剂出口为主。时代的浪潮将孕育出一批真正有实力、能参与国际竞争的本土企业，引领我国高质量制剂出口的浪潮。中国仿制药行业在经历转型升级、结构调整的阵痛后，必将迈入全新的发展阶段。

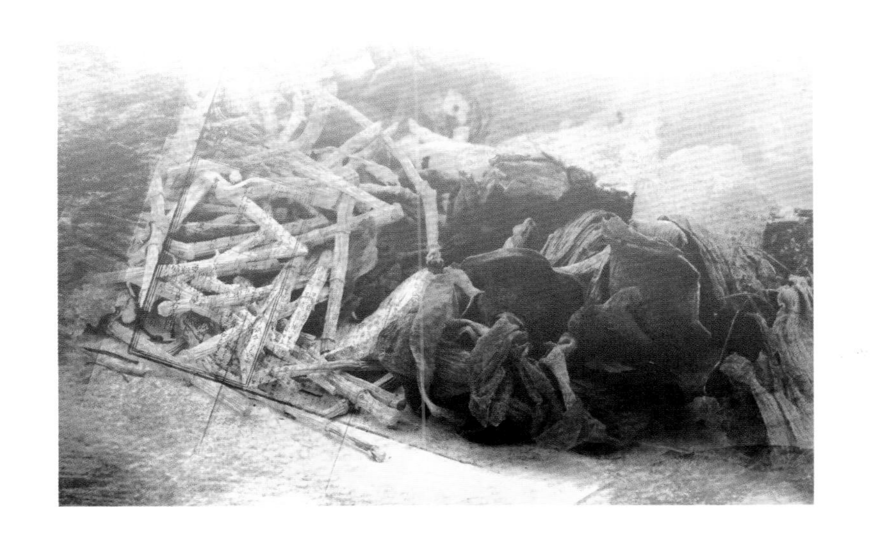

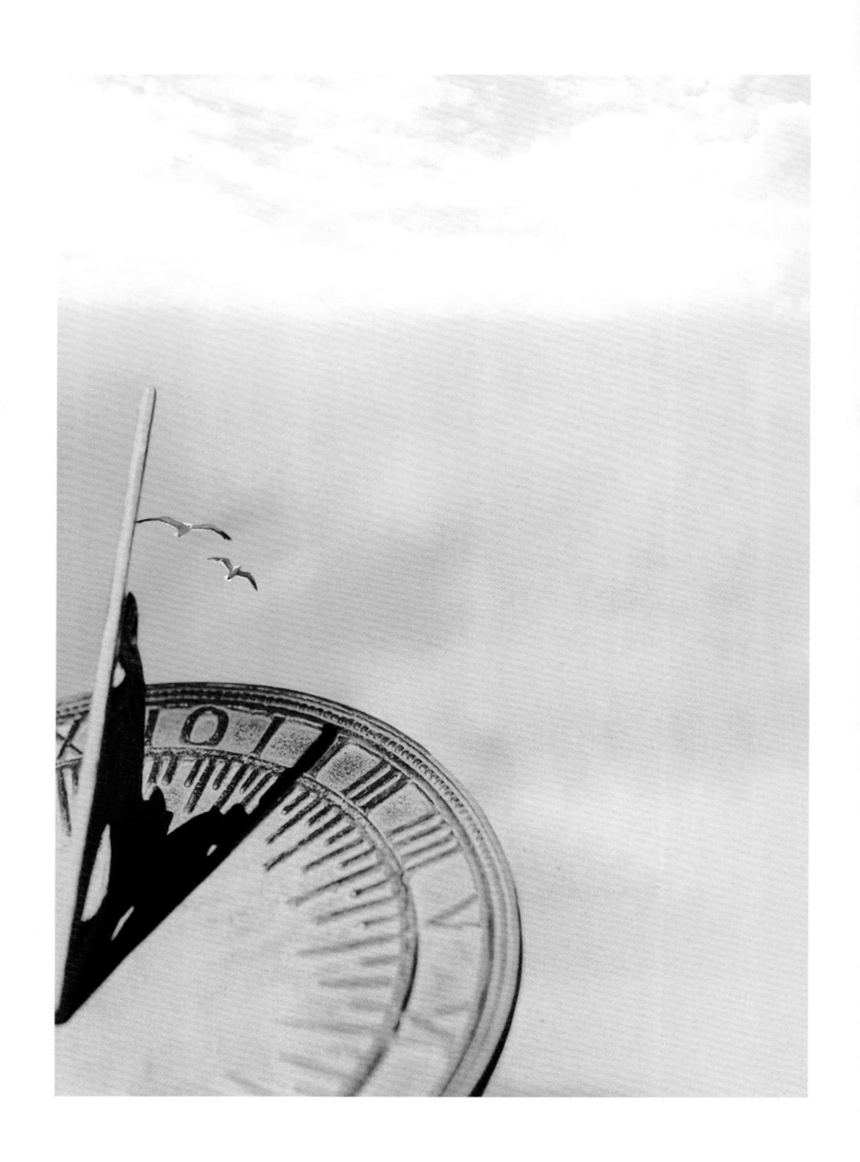

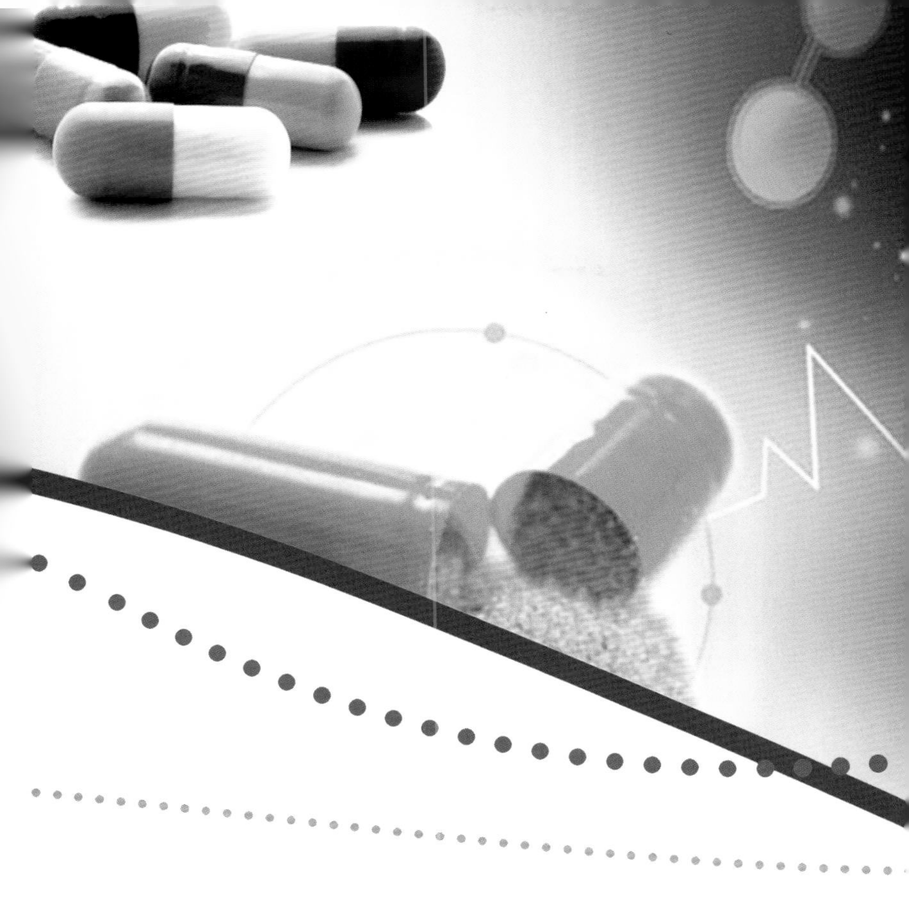

第四部分

中国仿制药产业发展建议

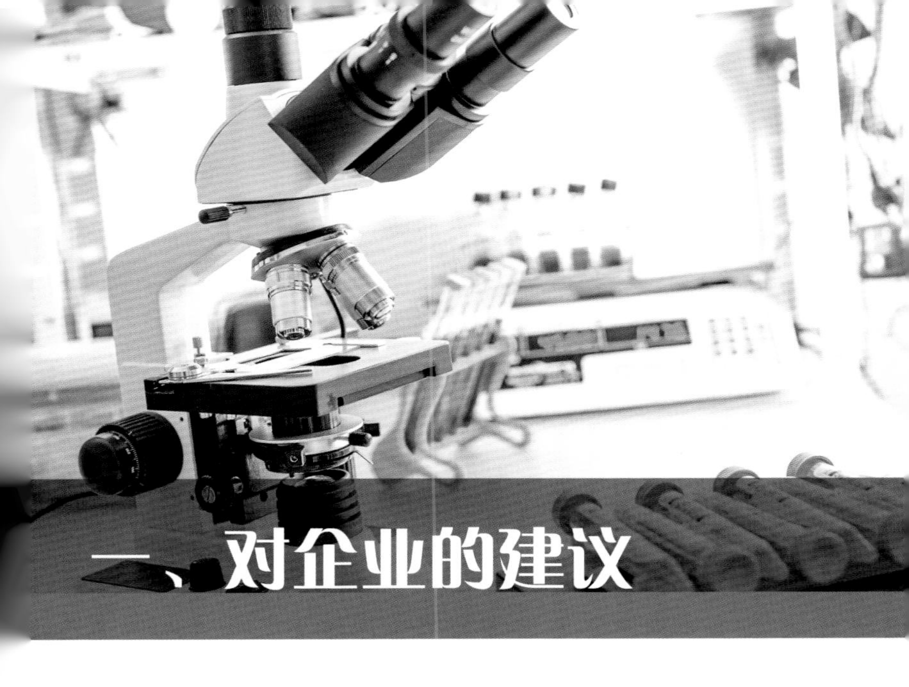

一、对企业的建议

1. 将“一致性评价”提升为企业重大战略决策考量

由于仿制药在我国医药市场中的地位举足轻重，一致性评价必然是我国许多医药企业的重要工作，甚至可以说是决定未来的重要战略决策。尽管 2018 年通过一致性评价的品种数远低于预期，但国家持续推动一致性评价工作的决心不会改变，从口服制剂到注射制剂，从基药到非基药，从化学药到生物药，一致性评价将成为我国医药界长期存在和关注的持续性事件。

对于仿制药企业而言，决定哪些品种开展一致性评价研究，相比 2017 年，2018 年都有了更加理性的考量和更加复杂的因素分析，一致性评价的配套政策也更加完善。企业的资源是有限的，盲目开展或一味等待对企业而言都可能受到来自市场的严厉惩罚，有些惩罚对企业而言甚至是致命的。新时期下，更准确快速地把握品种市场信息，更客观评价自身实力和品种的优劣势，寻求专家或专业机构给予更客观深入的评价，对企业进行一致性评价战略决策显得更加重要，这也是我国市场从盲目到理性的重要转折点。

随着信息科技的发展，世界已进入大数据和人工智能时代，对医药行业而言，无论是政府政策制定，还是企业市场决策，过去那种仅依靠专家主观评定，缺乏客观证据就拍板的时代已经过去。企业应顺应新时代的发展，更多基于客观证据和大数据的支持来分析论证，从而使决策更加理性。

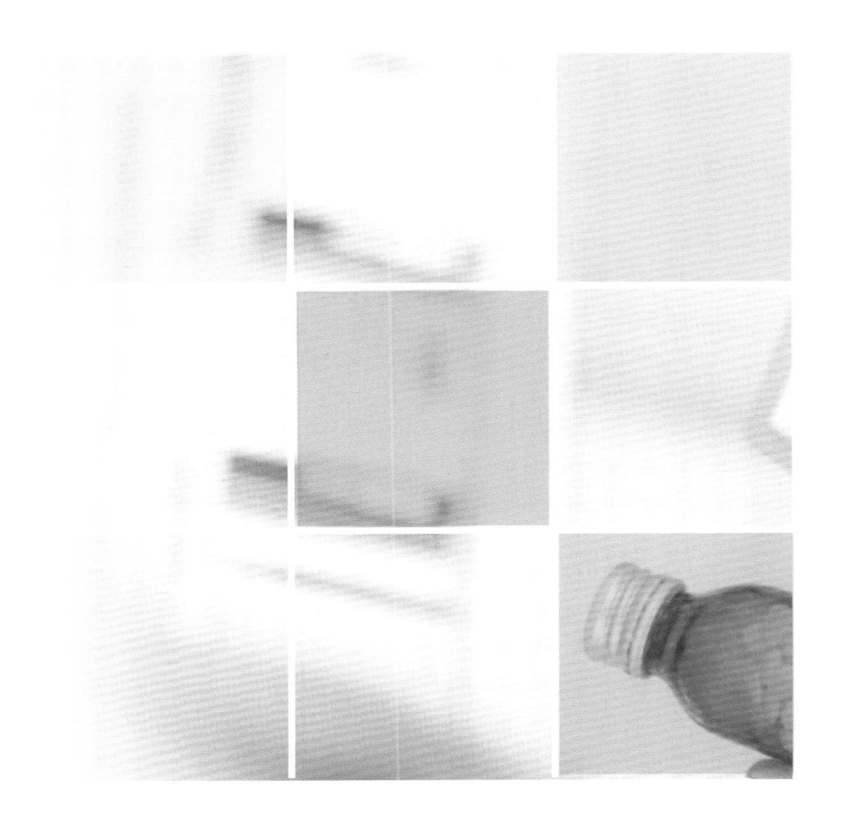

2. 中美双报节省研发资源和成本

通过质量提升促进高质量仿制药实现国际化，是未来我国医药行业发展的必然趋势。利用仿制药一致性评价的政策红利，中国药企开拓美国仿制药市场的步伐进一步加快。中美双报既可以节省研发资源，又可以获得药监局的优先审评，或视为通过一致性评价。2018 年上半年，中国企业共获得 31 个 ANDA 批准，其中 8 个为暂时性批准，广东东阳光、华海药业、恒瑞医药获批数最多。令人可喜的是，ANDA 的申请企业也迎来新面孔，以岭药业、天津天药、山东新时代、海南双成、博雅欣和等企业首次获得 ANDA 批准。截至目前，申请 ANDA 获得批准文号的中国企业扩大到 21 家。随着中国与国际交往日益密切，未来高质量的仿制药将迎来更广阔的国际市场需求。

3. 树立仿制药品牌

长期以来，我国仿制药质量与原研药存在较大差距，造成在国人眼里原研药才有品牌、仿制药没有品牌，加上仿制药价格相比原研药非常低廉，大多数仿制药企业都是同时生产多种仿制药，每种仿制药的市场占有率都非常低，也没有足够的利润投入到特定仿制药产品的品牌建设中，造成了“仿制药没有品牌”的现象。但随着仿制药一致性评价工作的持续推进等各项重大改革举措的落地实施，产品的市场竞争结构未来将发生巨大变化。特定产品的仿制药市场可能仅有几家实力强的企业参与竞争，在这种新的格局下仿制药品牌的价值就得以凸显。

国际上很多大的品牌仿制药企业，如 Teva、Mylan 等都有自己被国际认可的品牌。我国大多数企业都是从化学仿制药起家，逐步向创新药、生物药方面转型，在国内仿制药企业重整的当下，正是企业重塑自身品牌的绝佳契机。随着国内市场的逐步开放，更多的国际品牌仿制药企也将进入中国市场，与国内仿制药、原研药一起同台竞争，国内仿制药要想占领市场，必然要走品牌化发展之路。

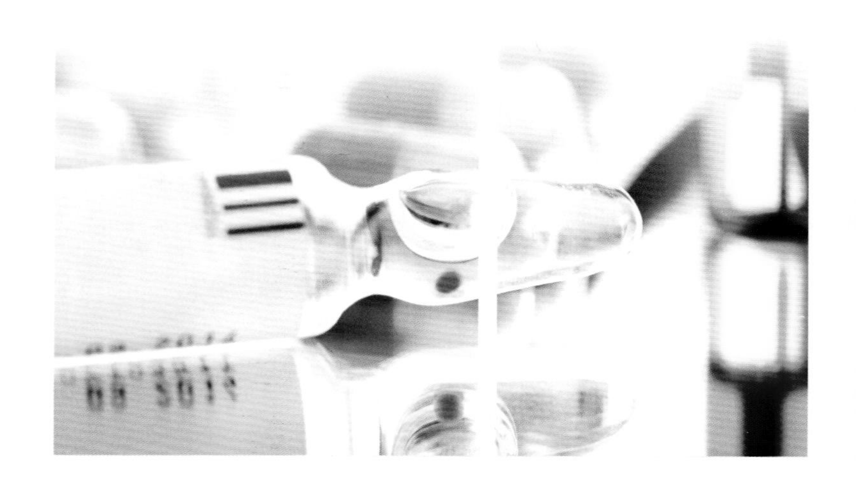

4. 提高质量、降低成本是未来决胜市场的基础

国家医保局的成立是此次机构调整的画龙点睛之笔。它将医保目录制定、医药产品定价、医保基金支付职能尽数收拢，彻底结束“九龙治水”的局面，显著提升医保基金支付在医改中的话语权。成立之初，顺利完成“目录外抗癌药医保准入专项”谈判，将17种临床必需、疗效确切、参保人员需求迫切的抗癌药纳入医保报销目录，大部分进口药品谈判后的支付标准低于周边国家或地区市场价格，平均低36%，此举措让广大参保人实实在在享受到医保改革的红利。未来高质量、低价格仿制药才有机会入选医保报销目录，提高质量同时降低成本，不断提高企业技术能力是未来决胜市场的基础。

5. 新时代下紧跟政策，主动求变

2017～2018 年，我国医药政策出台、落地的频率和力度是空前的，带来的变革和影响也是前所未有的。由于特殊的国情，我国医药市场对政策的依赖非常大，政策的剧烈变革为我国医药市场带来的机遇和挑战也是前所未有的。机会稍纵即逝，挑战层出不穷，在这样一个变化的时代，企业必须学会摈弃在过去环境中有效但无法适应新环境的陈旧性理念、经营方式，紧跟时代不断求变，才有可能在新格局中获得自己的立足之地。

在“4+7”带量采购中，我们看到有些中标企业之前的市场份额很少或者几乎没有，对这些企业而言，此次“4+7”带量采购就是一次市场“逆袭”的巨大机遇，如果企业有相对竞争对手足够的优势及实力，带量采购的政策无疑加速了其“超越对手、扩大市场”的进程。

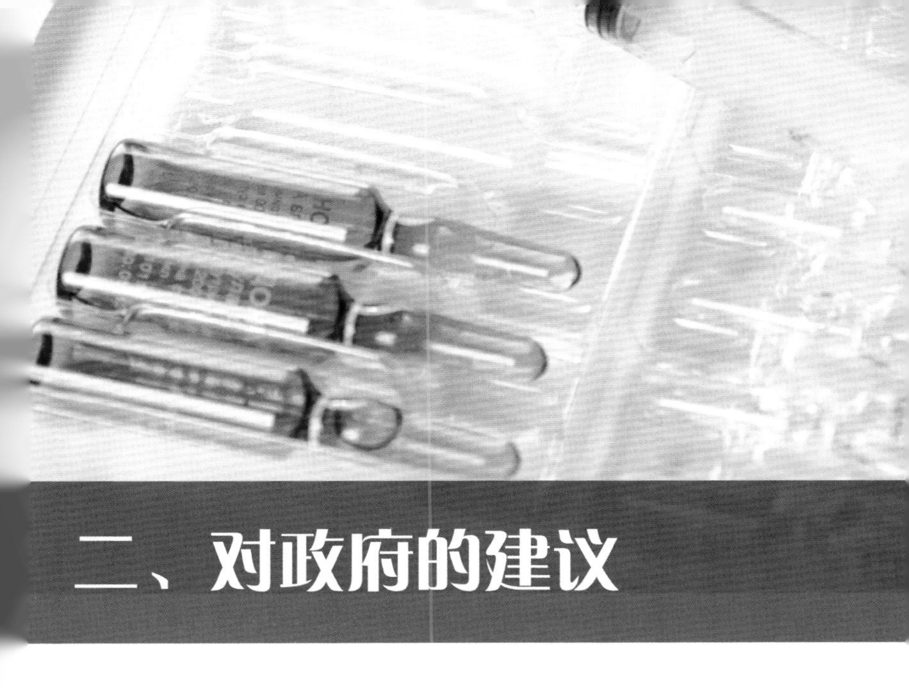

二、对政府的建议

2018 年 1 月 23 日，中央全面深化改革领导小组第二次会议审议通过了《关于改革完善仿制药供应保障及使用政策的若干意见》。2018 年 4 月 3 日，国务院办公厅发布了《关于改革完善仿制药供应保障及使用政策的意见》（以下简称意见），对促进仿制药研发、提升仿制药质量疗效、提高药品供应保障能力、更好地满足临床用药及公共卫生安全需求、加快我国由制药大国向制药强国跨越，提出了一系列具体实施方案。上述文件的发布，显示了党和政府对仿制药产业和临床使用的高度重视，将对我国生物医药产业发展战略产生重大影响。

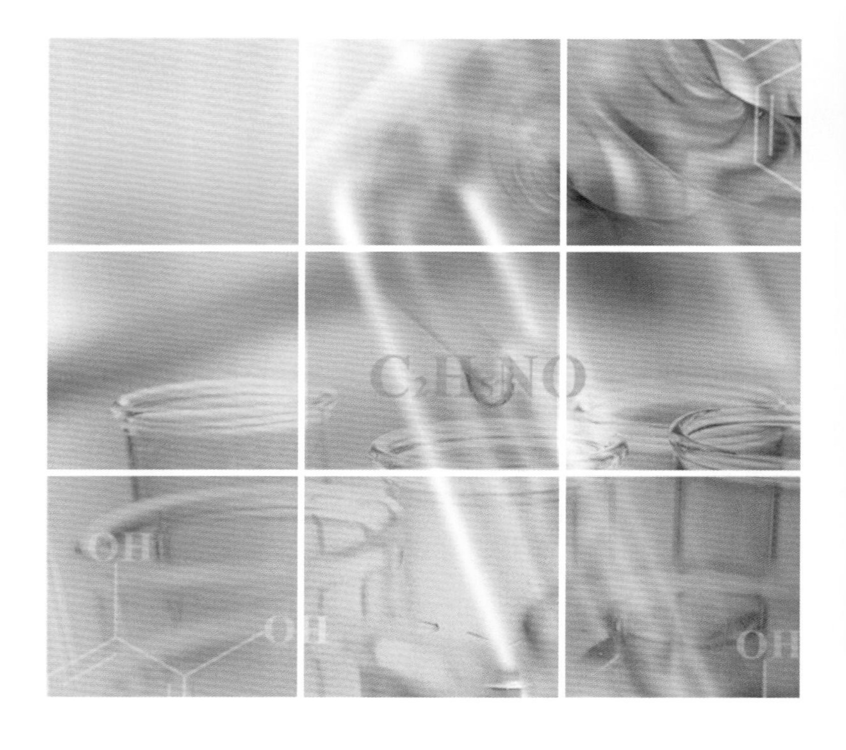

1. 释放政策红利，促进仿制药一致性评价深入开展

在促进仿制药研发方面，《意见》提出3个方面的改革举措：一是国家相关部门及时掌握和发布药品供求情况，定期制定并公布鼓励仿制的药品目录。二是将鼓励仿制药品的关键共性技术研究列入国家相关科技计划，健全产学研医用协同创新机制，联动研发药用原辅料、包装材料和制剂，加强仿制药技术攻关。三是完善药品知识产权保护，研究完善与我国经济社会发展水平和产业发展阶段相适应的药品知识产权保护制度，平衡药品专利权人与社会公众的利益，并针对罕见病药物和儿童用药等短缺药物给予专利保护之外的补充保护。在高度信息化社会的背景下，药品供求信息的获得并不是难点，关键问题在于如何针对临

床需求，快速高效实现供求关系的平衡，特别是在价格方面，如何调动企业的生产积极性，让市场发挥基础性的作用是解决问题的关键。在政府投入方面，应重点考虑支持长期短缺的罕见病药物、儿童用药，支持科研院所、大学等非营利机构通过药品上市许可持有人制度参与和主导相关药物的研发，并降低或减免相关注册费用。对于市场需求特别小的罕见病仿制药物，进一步探索采用开发医院制剂小范围使用的方式实现相关药物的可及性。对于经济效益好、量大面广的仿制药，则可通过市场化的手段保障其供应，促进仿制药市场的健康发展。长期以来，国内主流观点认为我国药品生产企业过多、规模过小是造成我国医药行业落后和混乱的主要原因是有失偏颇的，实际上中小企业在一些量小面窄的药品供应保障方面可以发挥重要作用，并且也是创新的重要源泉，是解决就业的重要组成部分，应鼓励中小企业的创新和发展。在知识产权保护方面，应明确专利保护与强制许可的边界，稳定专利权人的预期，既要保护公众健康，也要保护专利权人的合法权益，鼓励创新。

开展仿制药质量和疗效一致性评价是一项战略性、长期性的工作。应该肯定，我国长期以来生产使用的大部分仿制药是安全有效、质量可控的，对保障广大人民群众身体健康做出了重大贡献。但也有少数药物在质量和疗效上与原研产品存在较大差距，特别是一些难溶性药物、稳定性差的药物、多组分复杂药物和缓控释制剂，不同生产企业产品质量差异明显。在原计划难以完成的情况下，建议在充分调研的基础上，根据品种和临床应用的实际情况，有重点、有步骤地推进仿制药质量和疗效的一致性评价工作，以快速提高我国仿制药的质量水平，提高决策的科学性。对未发现存在安全有效和质量可控性问题的品种，可通过招标、价格等政策引导、鼓励生产企业开展仿制药质量和疗效一致性评价工作。加强 GMP 管理和检查力度，保证已通过仿制药一致性评价的品种质量持续稳定。

2. 完善医保等支持政策，有效鼓励企业持续开展仿制药一致性评价

由于一致性评价总体而言对企业也是一笔不小的花费，而从目前的招采形势来看，通过一致性评价的品种在进入医院的过程中被迫大幅降价，因此部分企业表示，“4+7”带量采购的降价对企业后续开展一致性评价面临资金困难，研发成本如何收回也成为企业担心的问题。但也有行业人士认为，“4+7”带量采购的降价加速了行业优胜劣汰，将没有成本优势的企业排除在了市场门外，无论中标企业还是不中标的企业均受到一定打击，但这也促使了企业对是否选择开展一致性评价的行为有了更为冷静的思考和判断，今后企业对待一致性评价的态度将更为理性，衡量取舍更为仔细审慎。但总体而言，此次带量采购对企业后续

一致性评价工作的积极性确有一定影响，对企业积极性的激励确有必要。

当前，国家为鼓励仿制药企业开展一致性评价，出台了优惠政策，这些优惠政策概括为3类：优先采购、医保支付和资金支持。优先采购方面，2018年4月国务院发布的《关于改革完善仿制药供应保障及使用政策的意见》提到，要促进通过一致性评价的仿制药与原研药平等竞争，受此推动，全国10余个省市颁布了针对通过一致性评价药品的优先采购政策，如允许直接挂网等。但随着通过一致性评价的企业越来越多，对于已经有别家企业通过一致性评价而自己该品种尚未通过的企业而言，该政策不再是一个“激励”政策，而是“压力”政策。不及时通过一致性评价意味着进入医院的机会没有了。

医保支付方面，2018年2月，人社部发布了《人力资源社会保障部办公厅关于谈判药品仿制药支付问题的通知》，提到了谈判品种中仿制药的支付方式，有关部门和地方政府目前都在积极制定如何通过医保支付杠杆来实现对通过一致性评价的支持，但具体标准截至 2018 年底尚未出炉，医保方面的“激励”暂时还未兑付。在完善支持政策方面，建议在将质量和疗效一致的仿制药纳入与原研药可相互替代药品目录，严格落实按药品通用名开具处方的要求，促进仿制药替代使用的基础上，落实与原研药品质量、疗效一致的仿制药和原研药按相同支付标准纳入医保支付范围，同时允许将超出医保支付标准部分由个人支付，以满足不同患者的临床用药需求，促使企业产品即使通过了一致性评价，仍然不断提高产品质量，完善以市场为导向的价格形成机制。在国家医疗保障局主导实施的多省市或全国性药品带量采购中，建议在确定医保报销价格的基础上，将中标企业由独家中标扩大到 3~5 家企业中标，在保证降低医保支付费用的同时，保持医药企业的适当竞争，以保证药品质量和服务的不断提高，同时避免形成新的药品供应市场短缺，也避免形成市场垄断。在全国辅助用药目录品种的确定过程中，建议充分听取包括临床专家、药品生产企业患者及社会公众等在内各方面的意见，尽量扩大征求意见的范围和保证品种确定的科学、客观和公开透明。对于影响行业发展的重大政策，建议各相关政府部门在统筹协调，充分调研的基础上稳步推进，以保证行业的健康发展。

资金支持方面，全国有较多省市出台一致性评价的地方奖补政策，如江西省专为仿制药一致性评价开设绿色通道，对在规定期限内通过的每家药品生产企业的每个品种给予 50 万至100 万元的项目资金支持，并可按规定享受有关税收优惠政策。浙江省则对在全国前三位通过一致性评价的药品生产企业，每品种一次性奖补 300 万。具体奖补政策各地不同，国家层面也未明确任何奖补政策。

因此，从目前的政策环境来看，整体上对一致性评价的激励还不足，企业期望政府能更早出台对一致性评价企业的具体鼓励办法和细则，让企业通过做一致性评价，看到未来切实的效益和利益，从而更有意愿推进一致性评价持续开展。

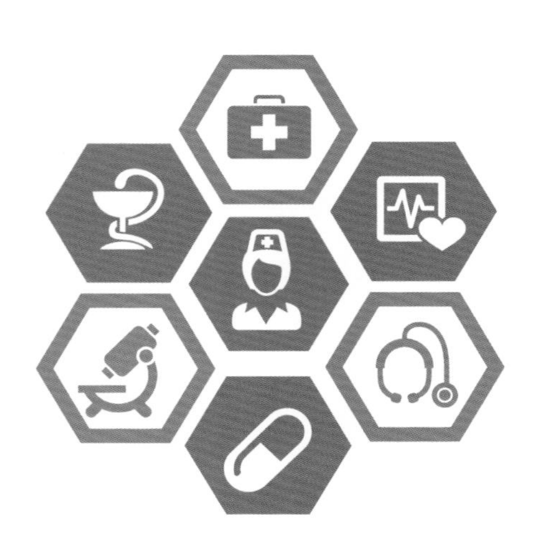

3. 灵活调整“招采”模式，坚持市场机制和政府作用相结合

对于此次“4+7”带量采购，有专家认为、国家探索完善药品集中采购机制和以市场为主导的药价形成机制的顶层设计十分正确，但在具体操作上容易偏重政府作用而忽略市场的主导效应。例如，带量采购的中标价在政府相关部门的网站公示，表面上是促进政务“透明化”，但实际上是要求各医疗机构均需按照规定的统一价来采购该供应商的该产品。这种“一口价”的模式忽略了不同医疗机构的具体采购规模、支付方式、配送需求等差异，从而有违“市场为主导”的药价形成机制的设计原则。专家建议，带量采购公布“医保支付价”，而允许各医疗机构根据自身实际情况与中标企业协商出一个在“医保支付价”上下一定范围内浮动的招采价可能更加符合市场化的运作。

我国的带量采购与美国成熟的市场化的GPO（集中采购组织）运作模式类似，发起的主要目的都是控费，区别在于美国GPO的发起方为医院，我国带量采购的主导方为政府部门。据报道，美国GPO为医疗机构节约成本为10%～18%，而我国“4+7”带量采购的降价效应达到了52%，这也侧面反映了目前我国药价形成机制依然偏向于政府主导。在这种模式下，极易出现过低价中标的情形。

过低价中标虽然不一定会导致中标企业无利可图，也不一定破坏市场，但大订单低利润的运作模式将影响企业品牌建设的投入。在“4+7”招采模式下，对于中标企业而言，一来中标价较低，企业的利润水平下滑，企业客观上无法拿出更多的经费用于品牌维护；二来中标企业已经依“标”享有了大量的市场份额，企业主观上没有动力花费更多的财力来维护品牌。对于未中标企业而言，在“4+7”外的市场唯有拿出价格的优势，才有可能获得市场，此情形下企业也没有能力花更多的精力用于品牌建设和维护。

此外，“4+7”带量招采的模式并非适合应用到所有品种，有企业建议。对于日均费用10元以下的药品，不用或谨慎采用带量集中招采的方式，因为该类药品大多为普药，竞争已经很充分，价格也基本见底的品种。对这类品种再采用集中招采会造成恶性竞争，反而有可能产生因企业无利可图而短缺的现象，因此带量采购基于品种的考量也非常重要。

由于我国的特殊国情，此次“试点”采购在操作上兼顾到各个方利益的难度非常大，但为了促进和维护我国医药市场健康可持续发展，探索更适合我国的招采模式，根据具体情况灵活调整“招采”模式，走坚持市场机制和政府作用相结合的路是必然选择。制定出新格局下真正适合我国的“招采”模式还需要全社会一起努力，从更多的实践中探索。

4. 持续完善专利链接制度

所谓专利链接，主要指仿制药上市批准时所涉专利与创新药品专利权限相“链接”，在药品申请人提交注册申请时，创新药进行规定的专利登记，改良型新药和仿制药声明所涉及原研药的专利和权属状态，即改良型新药和仿制药注册申请应当考虑先前已经上市的药品的专利情况，从而避免可能的专利侵权。专利链接制度 1984 年由美国的药品价格竞争和专利期恢复法案（也称 Hatch-Waxman Act) 设立。该制度的设立一方面为了保护创新药申请人专利权人利益，另一方面鼓励仿制药申请人挑战专利尽快上市仿制药。

我国已建立药品注册申请的专利声明制度，但未建立对审评过程中涉及专利权有效性的确认程序。2017 年 10 月，中共中央办公厅、国务院办公厅印发了《关于深化审评审批制度改革鼓励药品医疗器械创新的意见》，提出了我国探索建立药品审评审批与药品专利链接制度，开展药品专利期限补偿制度试点，旨在保护专利权人合法权益，降低仿制药专利侵权风险，鼓励仿制药发展。

完善的专利链接制度允许仿制药通过专利挑战的方式，在原研药专利到期前上市，对仿制药研发构成激励，有利于高昂的原研药价格快速下降，提高药品可及性。但我国尚未建立这样的链接机制，即使仿制药申请获批，也要等到创新药专利到期后才能上市，没有提前在原研药专利期到期前上市的可能性。

持续完善专利链接制度，可提供药品注册早期纠纷解决机制，为市场全体参与者提供可预测性。由于药品专利链接制度是药品监管部门的行政审批与司法裁判的相互链接，必须建立一系列配套制度才能有效实施。这种链接机制会使药物研发的各利益相关方的外部成本降低，能够有效促进创新药和仿制药协同发展，长期来看，完善的专利链接制度是我国药品专利管理国际化的发展之路。

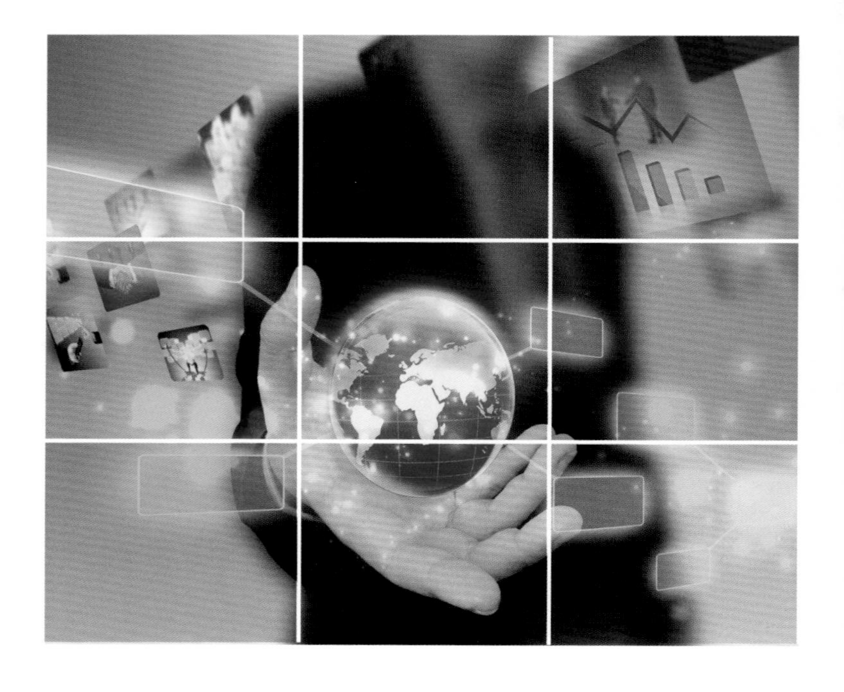

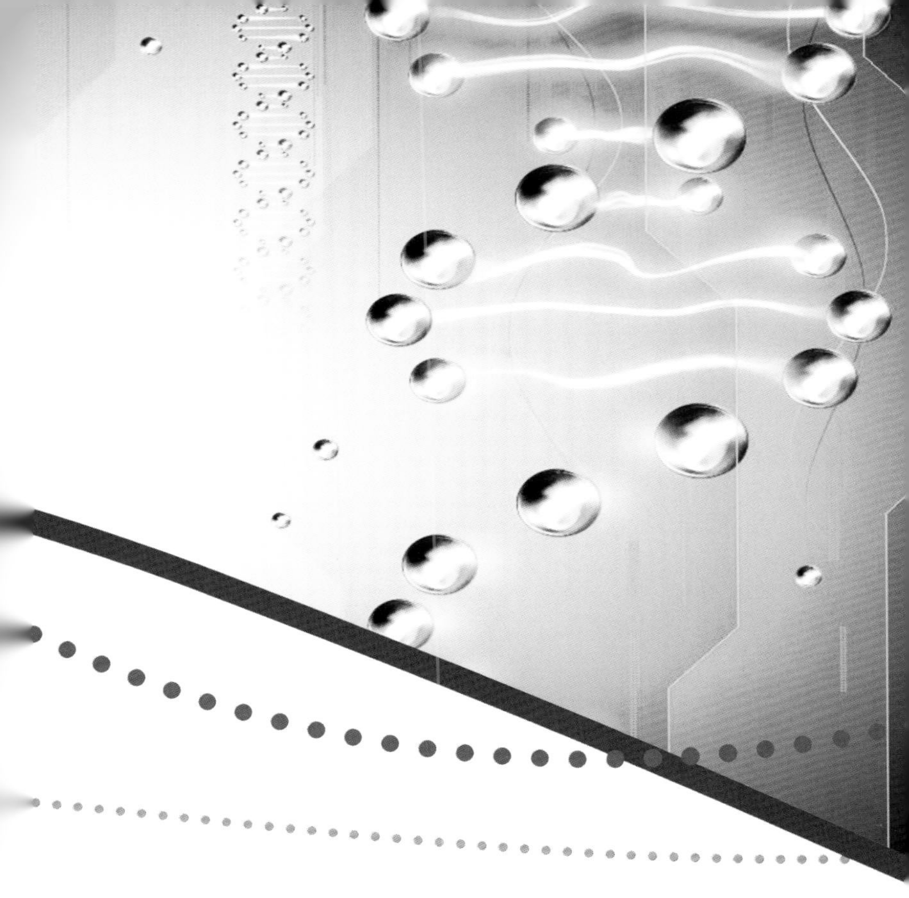

第五部分

中国仿制药产业发展趋势及展望

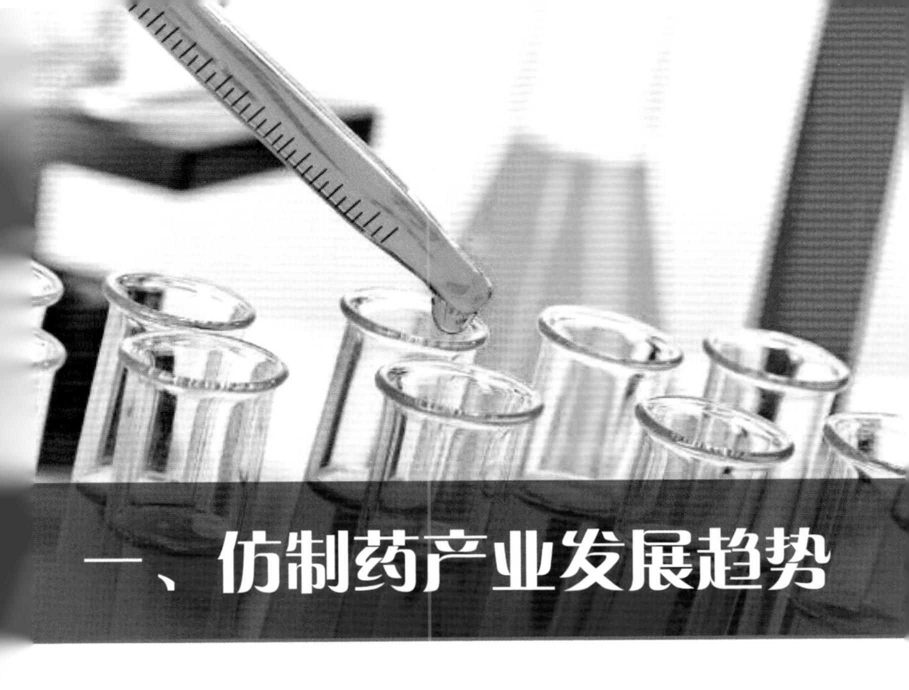

一、仿制药产业发展趋势

1. 国际发展趋势

仿制药是与被仿制药具有相同的活性成分、剂型、给药途径和治疗作用的替代药品，具有降低医疗支出，提高药品可及性，提升医疗服务水平等重要经济和社会效益。国际上普遍采取鼓励创新和鼓励仿制并重的政策取向，并在促进仿制药研发创新、供应保障、临床使用等方面进行积极探索。印度主要通过制定严格的药品专利授予标准、注重发挥强制许可的威慑作用、鼓励有能力的企业积极提出强制许可申请等措施，促进仿制药的发展。2018 年，《我不是药神》这部电影的上映，让国人对廉价的印度仿制药留下了深刻的印象。印度有多年海外代工和生产仿制药的经验，仿制药产业确实非常发达，但就技术水平而言，印度仿制药工业整体上并不比中国先进。由于整体经济实力和国际影响力的原因，印度对知识产权的保护力度低于中国，在专利保护方面相对比较宽松，因此许多欧美研发的新药在印度未得到有效的专利保护而被获准生产，同时印度对药品审批和监管的要求远低于中国，因此许多仿制药在印度上市较快，并且价格低廉。经历数十年野蛮生长之后，印度仿制药产业也在逐渐走向规范化。由于具有起步早、无语言障碍、低成本、国际化人才和体制等方面的优势，印度在欧美等高端仿制药制剂市场取得了很高的市场占有率，成为全球仿制药制剂最大的出口国，年出口额超过 150 亿美元。据统计，2008～2017 年的 10 年间，印度制药公司获美国 FDA 批准 1695 个 ANDAs 上市申请，占 FDA 批准上市仿制药的 1/3。

美国通过简化仿制药审评审批流程、推进仿制药替代使用、建立“橙皮书”制度，促进仿制药产业发展。大量进口印度等国家生产的廉价仿制药，是美国仿制药市场的一大特点。2017 年，美国 FDA 创纪录地批准了总计达 1027 个仿制药申请，其中有 843 个 ANDAs 上市申请，达到近 10 年来新高，同时还批准了 184 个临时性的仿制药申请，鼓励申请人在专利药品到期前提出申请，加速仿制药的上市。据美国仿制药协会 2017 年报告的数据，美国仿制药占 89% 的处方量，金额只占 26%，而非仿制药[①] 只占 11% 的处方

① 非仿制药包括专利药和专利到期的原研药

量，支出却高达 74%。

欧洲的许多国家长期以来一直鼓励对仿制药的使用。欧洲仿制药协会（EGA）为欧洲仿制药和生物仿制药行业的官方代表组织，其直接会员有大约 60 个（公司和国家级协会），代表来自欧洲 34 个国家的 1000 多家公司，EGA 的主要目标是建立具有全球竞争力和可持续的欧盟仿制药行业，并在生物仿制药方面达到世界领先地位，使患者能够获得更多价格合理的优质药品，并确保欧洲医疗保健的可持续发展。按药品处方数量计算，仿制药在欧洲市场占比 50% ~ 80%，在英国等国家仿制药市场占比在 80% 以上，但是以金额计算，仿制药占比仅为 18%。

日本是全球第三大药品市场，2015 年药品总销售额为 783 亿美元（IMS 报道），市场规模仅次于中国和美国。相对而言，日本的仿制药使用率在世界范围内都比较低，在医保报销方面，患者在使用仿制药和原研药时，个人负担的医疗费用区别并不大，患者更愿意选择原研药，而且日本对专利过期的原研药仍享有较高的医保支付价，因此仿制药处方量长期不足总处方量的 60%，这些政策增加了日本的药品费用支出，却也在一定程度上促进了日本创新药企业的发展，催生了武田、安斯泰来、第一三共、大冢制药和卫材等一批具有国际水平的制药企业。为了大力推进仿制药的生产和使用，日本进行过 3 次药品再评价，希望通过仿制药一致性评价，为仿制药之间以及仿制药对原研药的替换打下基础，此外日本政府分别于 2002 年、2006 年和 2010 年出台了一系列政策，包括给开出仿制药处方的医生额外奖金、修订医生处方签，默认可使用仿制药代替以及调整药房奖励政策等，大力推动仿制药对原研药的替换。日本厚生省期望通过政策推动，到 2020 年将仿制药的处方量提高到 80% 以上。

从国际经验看，仿制药替代原研药在国际上受到普遍重视，为降低医疗负担，世界各国都大力支持和鼓励仿制药的临床使用，其处方占有率远超过原研药，但销售额则远低于原研药，体现了原研药替代和专利断崖的特点。

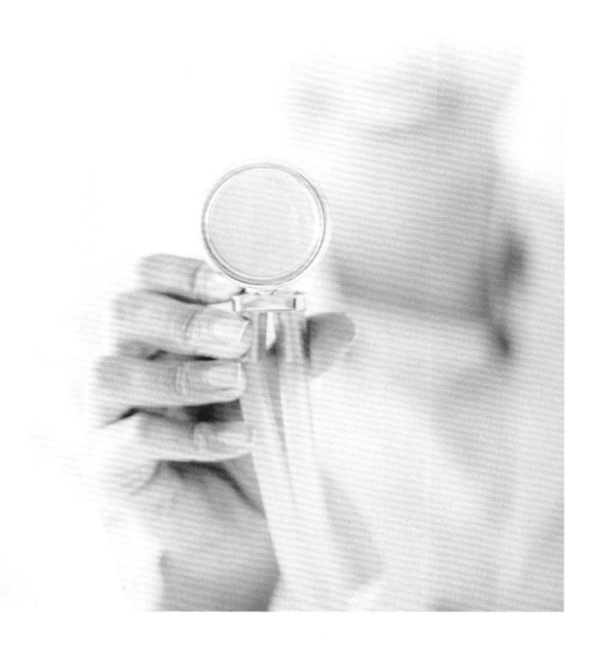

2. 国内发展趋势

◇新旧动能转换，改革格局重塑

2018 年我国国民经济进入了新的历史时期，党和国家坚定不移地推进改革事业的发展，经济“新旧动能转换”工作稳步推进。2018 年也是医药产业大变革之年，医药卫生体制改革全面进入了的深水区，在仿制药行业中，随着仿制药一致性评价工作持续推进，“新旧动能转换”已经成为新风向，针对当前药物研发创新面临的突出问题，相关部委出台了一系列加快上市审评审批，鼓励医药产业创新发展、深化审评审批制度改革、加强全生命周期管理、提升技术支撑能力的重点政策，鼓励制药企业们将“旧动能”转换为“新动能”，将企业发展的引擎切换到药物研发和科技创新上来，实现产业转型升级，从而提高企业的生产效率和产品质量，实现健康、可持续、绿色发展。

伴随着“十九大”以来，国家各部委职责的重组，医药行业进行了监管机构调整与重组。新的医疗保障局、卫健委、药监局各司其职。按照中央的决策部署，国务院办公厅和医保局、卫健委、药监局等有关部门组成了国家组织药品集中采购和使用试点的工作小组和办公室，负责研究方案，中央全面深化改革委员会第五次会议审议通过了试点方案，国务院办公厅下发了《关于印发国家组织药品集中采购和使用试点方案的通知》。

该通知明确了改革的目的和基本的思路，改革的基本思路：实现“国家组织、联盟采购、平台操作”，克服以往招采的突出问题：第一，通过改革机制的转换挤出水分，有效实现药品降价。第二，通过量价挂钩，完善招采机制，解决招采领域一些不规范的行为，减少不必要的一些费用，促进行业的健康发展。第三，支持引导医疗机构规范用药、优化用药的结构，提升用药的诊疗水平，促进公立医疗机构改革。第四，探索完善药品的招采机制和以市场为主导的药品价格形成机制。中标结果显示，仿制药替代原研效应明显，基本实现了改革初期目标。接下来还有两个阶段，就是中标结果的落实和配套结果的落地。为此卫健委对医疗机构已进行了大量的测算，即“4+7”城市群做了基本用量的测算，使得开展采购工作有的放矢的。同时，采购工作是以药品质量保证为前提的，医疗机构可以放心使用，药监局将多措并举保证中标产品的质量。在回款方面，医保基金率先拿出30%作为预付款，医疗机构作为结算货款的第一责任人，保证汇款，降低企业效益成本。可以看到这次招采推进了“三医”联动，把这次完善国家试点招采作为“三医”联动的重要环节来撬动医保、医药以及公立医疗机构等相关领域的改革。在“三医”联动方面要求各部门，包括医保、医疗、医药，还包括工信等主管部门严格按照试点的职责分工，各司其职、协同推进，确保改革试点效果的平稳实现。明确提出压实医疗机构的责任，确保用量。要求1年内必须完成规定的中标药品的使用量，鼓励使用集中采购中选产品。

◇市场更加开放，ICH 落地生根

2018年11月，全球第一个以进口为主题的国家级博览会首届中国国际进口博览会在上海召开，这是国际贸易发展史上的一大创举。它向世界展示了一个开放融通、创新引领、普惠包容、面向未来的魅力中国，也引发了我们对改革开放40年之后中国全面深化改革开放、构建经贸发展新战略的思考，生物医药领域也以前所未有的开放姿态迎接国际市场，走向国际化竞争。

2018年6月，在日本神户举行的2018年ICH第一次大会上，中国药监局当选为ICH管理委员会成员，任期3年。加入ICH以来，中国药监局保持与ICH秘书处和其他相关机构的密切联系，并在CDE成立了ICH工作办公室，在政务网站开通了“ICH工作办公室”专栏，及时发布相关动态信息；参与ICH指导原则的国际协调是原CFDA在ICH方面的重要工作内容，自加入以来，ICH办公室处理了涉及19个指导原则共38个协调事项，及时反馈了中方的意见，履行了作为ICH成员的义务。另外，参与协调的指导原则有6个进入了监管机构实施阶段。国家药监管理部门着力推进ICH指导原则在中国的转化实施并密集地开展了相关指导原则的培训工作。明确了转化实施路线图和时间表，组织翻译形成正式中文版本并对外发布实施，组织培训和解决实施过程中的问题，ICH办公室并协调CDE、药品评价中心以及中国药促会、研制开发制药企业协会（RDPAC）专家先后组织30多次会议讨论，并在此基础上形成了《关于适用国际人用药品注册技术协调会二级指导原则的公告》（2018年第10号），并于2018年1月25日发布。

中国药品注册的技术要求、上市后监测的要求，与国际接轨之路已经全面打开，意味着中国的药品监管部门、制药行业和研发机构将逐步转化和实施ICH技术标准和指南，并积极参与国际化进程。当前药品研发和注册已经进入全球化时代，对开展国际注册的制药企业而言，中国加入ICH以后将可以按相同的技术要求向多个国家或地区的监管机构开展新药申报，大大节约了研发和注册的成本，提升国内制药产业创新能力和国际竞争力。同时，有助于推动国际创新药品早日进入中国市场，较好地满足临床用药需求。

加入ICH也将反过来推动我国仿制药产业的发展。仿制药质量和疗效一致性评价的推进对促进我国药品质量体系与国际接轨、加快医药工业国际化具有重要意义。我国目前已经是全球原料药的最大生产国和最大出口国，2017 年我国原料药共出口到 195 个国家和地区，亚洲、欧洲、北美洲依然是我国原料药前三大出口市场，占比分别达到 46%、27.9% 和 14.5%。抗生素类、维生素类等多种原料药技术水平及市场占有率均达到了国际前列。面向发达国家的仿制药制剂出口也呈现了快速增长的势头，累计获得欧美仿制药批件数量超过 200 个，显示我国仿制药工业技术和管理已逐步达到国家先进水平。美国 FDA 批准中国企业的 ANDA 药品数目逐年增加（图 5-1），2018 年已超达 85 个，至 2017 年底，通过欧、美、日高端市场 GMP 现场检查的国内制剂企业已超过 80 家，仅 2017 年就有 16 家企业的 46 个品种获得美国 ANDAs 批件，同比 2016 年分布增长 23% 和 48%。但也要看到，由于各种原因，我国仿制药行业大而不强，“多小散乱差”

的局面仍然存在，部分药品质量差异较大，国外原研药在高端药品市场占比仍然较大，部分原研药和国产仿制药价格虚高，广大人民群众对高质量仿制药的需求与现行药品可及性和可负担性相比，还有一定差距，迫切需要改革完善。在制剂出口方面，我国制剂出口增长虽然很快，但规模仍然较小，2017 年制剂出口总额不到 40 亿美元，只有印度制剂出口规模的 1/3 左右，仍有很大的发展空间。

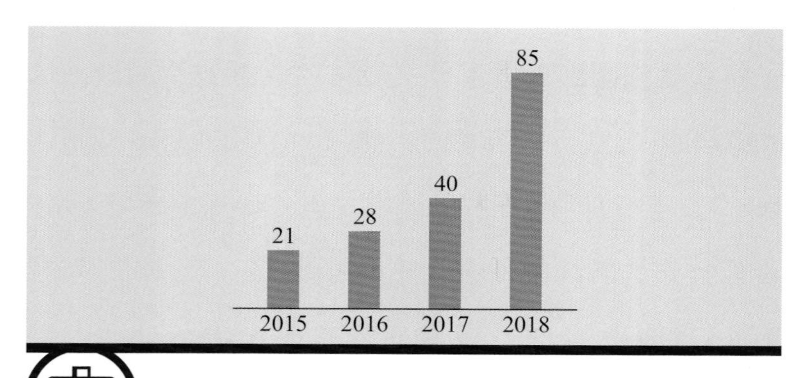

图 5-1　2015 ~ 2018 年美国 FDA 批准中国企业的 ANDA 药品数目

◇市场趋于集中，并购整合加速

仿制药一致性评价工作是制药行业供给侧改革的一个里程碑。有助于提高我国整体仿制药质量，增强自身仿制药的国际竞争力，同时缓解医保支付的巨大压力。另外，国家实行“4+7”带量集中采购政策或成常态，仿制药进口替代和集中度提高成为必然的趋势。

从招标需求角度来看，带量集中采购的“一家中标模式”倒逼企业转型升级，没有质量保证和成本优势的企业将难以中标，并且很容易被市场淘汰，寻求被并购或退出市场是无奈的选择。这种采购模式下，必然催生出品种的市场由少数生产企业掌控的格局，长此以往，集中度将大大提升。从生产供给角度来看，若大量的销售成本可以通过中标被缩减，那么生产企业的主要成本将变为制造成本，这种格局下，拥有规模效应的生产企业则将通过低廉的成本胜出，从而也使市场更加趋于集中。

◇质量监管趋严，全生命周期覆盖

药品是一种特殊的商品，其质量直接关系到人民群众健康与生命安危。2018年4月，国务院出台《关于改革完善仿制药供应保障及使用政策的意见》（以下简称“国务院20号文”），提出了加快建立覆盖仿制药全生命周期的质量管理和质量追溯制度。加强对药物研发、生产、流通及使用过程的监督检查，加强不良反应监测和质量抽查，严肃查处数据造假、偷工减料、掺杂使假等违法违规行为，强化责任追究，检查和处罚结果向社会公开。

随着人民群众生活水平的提高，人们追求美好生活的期望值不断抬升，药品安全是触动舆论爆发的那根最敏感的神经。2018年发生的疫苗事件、电影《我不是药神》引发的抗肿瘤药物降价关注，加速促进药品监管进入了新的阶段，医药行业监管进入全媒体监管、全民监管的时代。

鉴于此，药品监管部门的要求也越来越严，相关主管部门印发诸多重要文件，要求加强药品医疗器械全生命周期管理，建立覆盖仿制药全生命周期的质量管理和质量追溯制度。加强对药物研发、生产、流通及使用过程的监督检查，加强不良反应监测和质量抽查，严肃查处数据造假、偷工减料、掺杂使假等违法违规行为，强化责任追究，检查和处罚结果向社会公开。从监管角度讲，这种从局部到整体的认识和监管既能很好的把握药物风险，能够对品种做出快速评价和管理，提高了监管效率，进而促进仿制药产业的长远发展。

◇迈入高质量发展，规范化发展新时代

鼓励研发创新、提高药品质量是我国医药产业供给侧结构性改革的两大重点工作。做大做强仿制药，政策导向是关键。国务院20号文促进制药企业提升质量意识，鼓励企业投入研发创新药和高品质仿制药，引导我国仿制药产业加速步入高质量发展之路。

在提升仿制药质量疗效方面，“国务院20号文”指出，采取5个方面的措施：一是加快推进仿制药质量和疗效一致性评价工作。二是开展药用原辅料和包装材料质量标准制修订。三是加强关键设备的研究制造能力和设备性能建设。四是严格药品审评审批。五是加快推进覆盖仿制药全生命周期的质量管理和质量追溯制度。通过一致性评价工作后，我国医药行业的整体格局必将重整，政策为高质量仿制药带来了结构性调整的机会，从而更合理地保障药品的可及性、安全性和有效性，具有高质量仿制药品种的企业面临着良好的市场竞争优势，呈现出强者恒强的行业发展态势。为此“国务院20号文”还提出未来将定期制定并公布鼓励仿制的药品目录，引导企业研发、注册和生产。加强仿制药技术攻关，将鼓励仿制药品的关键共性技术研究列入国家相关科技计划。建立相适应的药品知识产权保护制度，充分平衡药品专利权人与社会公众的利益。

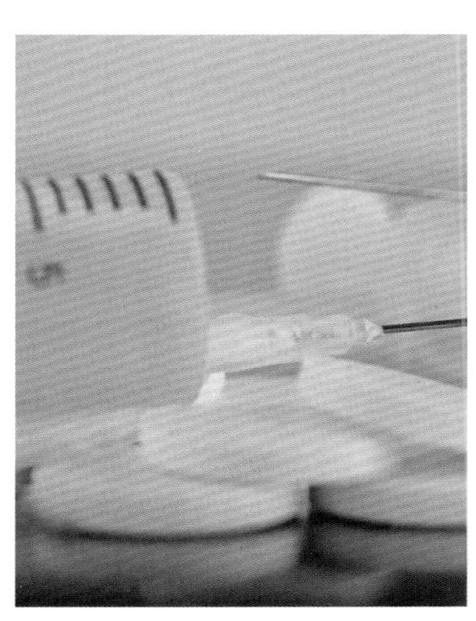

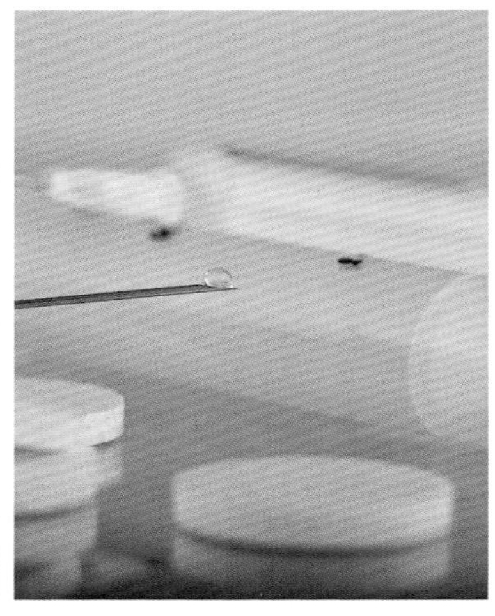

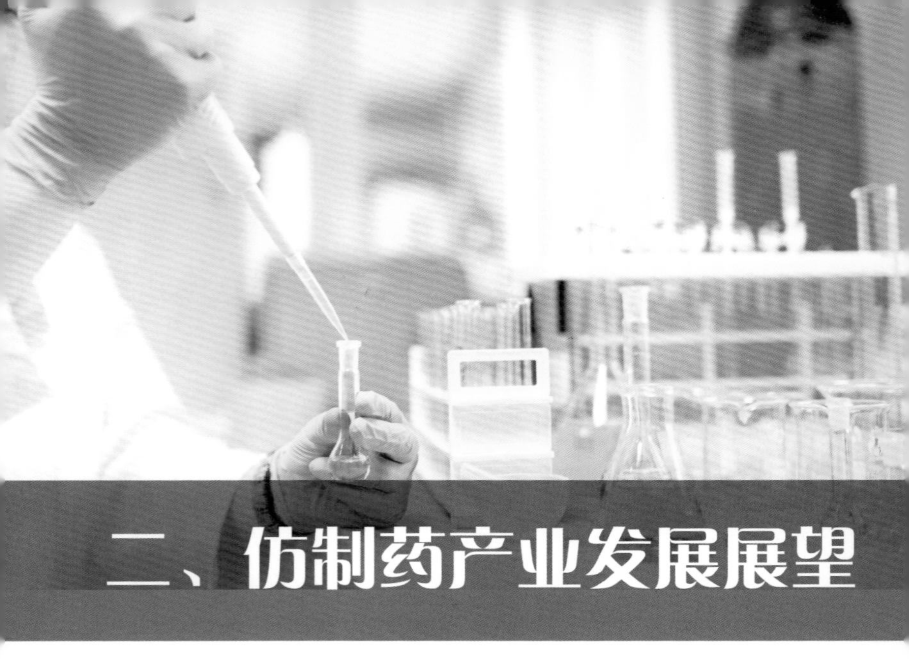

二、仿制药产业发展展望

增进民生福祉是中国特色社会主义发展的根本目标，要实现“病有所医”，解决老百姓“看病难、看病贵”的难题，提供优质、价廉的仿制药是一个重要的抓手。完善仿制药相关政策，对保障广大人民群众身体健康，实现我国由制药大国向制药强国跨越，降低全社会药品费用负担，推进健康中国建设具有重大意义。

专利到期药是仿制药市场增长的主要动力，至

2022年还将有1590亿美元的药品面临专利到期，涉及品种规模创历史新高，有望为仿制药市场带来5%～10%的稳定增量，全球仿制药行业依然处在较好的成长期。

在“三医联动”改革深化的大格局下，在一致性评价政策的推动下，中国的仿制药市场集中度将快速提升。预计2026年我国仿制药市场集中度CR10达到30%，涌现收入超过500亿规模的大型仿制药公司；展望2019年，药监局将继续重点推动药品临床试验机构和药品上市制度持有人（MAH）制度改革、加快上市审评审批、促进药品创新和仿制药发展、保障药品安全等方面工作。国家医疗保障局的成立和带量采购新政以及国家辅助保障用药目录的发布，将使我国医药行业的运行轨迹发生重大变化，仿制药行业高利润时代将渐行渐远。新政进一步促进中国仿制药产业升级和结构调整；同时一致性评价进入攻坚和验收的关键阶段，仿制药企业乃至整个医药产业正在经历阵痛期，行业整合加速将随之而来，集中程度将进一步提升，优势资源向研发创新能力强、运营水平高的企业集聚，呈现强者恒强的态势。中国成为 ICH 成员以及“一带一路”倡议促进与沿线国家合作，都将促进我国仿制药“走出去”及进口药“走进来”。随着中国在国际上的交往日益密切，越来越多的国家对“中国制造”寄予厚望，未来高质量仿制药将迎来更广阔的国际市场需求，国际化的竞争格局对中国制药企业的整体能力提出了更高的要求。唯有在仿制中不断创新，才能立于不败之地。

2019 年将是我国仿制药行业发展面临转折的一年，挑战与机遇并存，中国医药行业将迎来创新发展的新时代。

附录一

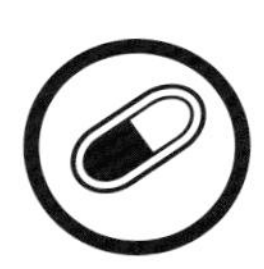

我国获得 FDA 批准的 ANDA 药品及企业（2015—2018 年）

药品名称	企业名称	批准日期
维生素 D_2 胶囊	PURACAP PHARM LLC（人福普克药业有限公司）	2018/12/7
阿奇霉素片	广东东阳光药业有限公司	2018/12/6
伏立康唑注射液	海南普利制药股份有限公司	2018/11/30
氨基己酸片	祥翊制药股份有限公司	2018/11/27
氯化钾粉	EPIC PHARM（人福医药集团股份公司）	2018/11/23
普伐他汀片	浙江海正药业股份有限公司	2018/11/23
奥氮平片	广东东阳光药业有限公司	2018/11/19
来曲唑片	北京以岭药业有限公司	2018/11/14
阿那曲唑片	北京以岭药业有限公司	2018/11/9

续表

药品名称	企业名称	批准日期
苯佐那酯胶囊	AiPing PHARM（安士集团有限公司）	2018/11/9
注射用硼替佐米	齐鲁制药有限公司	2018/11/9
注射用更昔洛韦	海南普利制药股份有限公司	2018/11/8
替格瑞洛片	PRINSTON PHARMA INC（浙江华海药业股份有限公司）	2018/11/6
他达拉非片	齐鲁制药有限公司	2018/11/5
二甲双胍缓释片	南通联亚药业有限公司	2018/11/2
格隆溴铵注射液	PRINSTON PHARMA INC（浙江华海药业股份有限公司）	2018/10/31
非洛地平缓释片	以岭万洲国际制药有限公司	2018/10/26
注射用卷曲霉素	浙江海正药业股份有限公司	2018/10/18
注射用头孢曲松	齐鲁制药有限公司	2018/10/17
注射用头孢唑林	齐鲁制药有限公司	2018/10/17
度洛西汀缓释胶囊	石药集团欧意药业有限公司	2018/10/16
二甲双胍片	广东东阳光药业有限公司	2018/10/12
替格瑞洛片	浙江海正药业股份有限公司	2018/10/12

续表

药品名称	企业名称	批准日期
恩他卡朋片	广东东阳光药业有限公司	2018/10/3
普拉克索片	石药集团欧意药业有限公司	2018/10/3
去甲文拉法辛缓释片	宜昌人福药业有限责任公司	2018/10/1
喹硫平缓释片	ALIGNSCIENCE PHARMA（浙江海正宣泰医药有限公司）	2018/9/28
莫西沙星片	广东东阳光药业有限公司	2018/9/28
托法替尼片	PRINSTON PHARMA INC（浙江华海药业股份有限公司）	2018/9/25
阿奇霉素片	石药集团欧意药业有限公司	2018/9/24
奥氮平片	江苏豪森药业集团有限公司	2018/9/24
二甲双胍缓释片	宜昌人福药业有限责任公司	2018/9/24
注射用帕洛诺司琼	齐鲁制药有限公司	2018/9/19
布洛芬片	HEC PHARM（广东东阳光药业有限公司）	2018/9/10
二甲双胍缓释片	PRINSTON PHARMA INC（浙江华海药业股份有限公司）	2018/9/10
非诺贝特片	PRINSTON PHARMA INC（浙江华海药业股份有限公司）	2018/8/28

续表

药品名称	企业名称	批准日期
布洛芬片	AIPING PHARM（安士集团美国公司）	2018/8/21
注射用哌拉西林他唑巴坦	齐鲁天和惠世制药有限公司	2018/8/10
多奈哌齐口崩片	浙江海正药业股份有限公司	2018/7/27
罗氟司特片	PRINSTON PHARMA INC（浙江华海药业股份有限公司）	2018/7/27
托伐普坦片	江苏恒瑞医药股份有限公司	2018/7/27
炔雌醇炔诺醇片	南通联亚药业有限公司	2018/7/25
替格瑞洛片	广东东阳光药业有限公司美国公司	2018/7/20
注射用阿糖胞苷	HONG KONG（南京健友生化制药股份有限公司）	2018/7/17
克拉霉素缓释片	广东东阳光药业有限公司	2018/7/9
奥氮平口崩片	广东东阳光药业有限公司	2018/7/3
环丙沙星片	以岭万洲国际制药有限公司	2018/6/22
氯化钾缓释片	宜昌人福药业有限责任公司	2018/6/22
氨己烯酸粉	上海奥科达医药技术有限公司	2018/6/21
安非他酮缓释片	宜昌人福药业有限责任公司	2018/6/14

续表

药品名称	企业名称	批准日期
帕罗西汀缓释片	SCIECURE PHARMA INC（北京世桥生物制药有限公司）	2018/6/12
非布司他片	PRINSTON PHARMA INC（浙江华海药业股份有限公司）	2018/5/31
注射用比伐芦定	海南双成药业股份有限公司	2018/5/31
利格列汀片	HEC PHARM USA INC（广东东阳光药业有限公司）	2018/5/25
索利那新片	江西博雅欣和制药有限公司	2018/5/25
呋喃妥因胶囊	祥翊制药股份有限公司	2018/5/24
艾司奥美拉唑缓释胶囊	广东东阳光药业有限公司	2018/5/18
利格列汀二甲双胍片	HEC PHARM USA INC（广东东阳光药业有限公司）	2018/5/17
注射用磺达肝癸钠	江苏恒瑞医药股份有限公司	2018/5/15
甲泼尼龙片	天津天药药业股份有限公司	2018/5/14
贝沙罗汀胶囊	AMERIGEN PHARMS LTD（苏州爱美津制药有限公司）	2018/5/8
氯吡格雷片	PRINSTON PHARMA INC（浙江华海药业股份有限公司）	2018/5/7

续表

药品名称	企业名称	批准日期
美金刚片	石药集团欧意药业有限公司	2018/5/7
氨氯地平片	广东东阳光药业有限公司	2018/5/4
注射用噻替哌	江苏恒瑞医药股份有限公司	2018/5/4
非诺贝特胶囊	AMERIGEN PHARMS LTD（苏州爱美津制药有限公司）	2018/4/30
制霉菌素局部粉	EPIC PHARM（人福医药集团股份公司）	2018/4/30
瑞舒伐他汀钙片	鲁南制药集团山东新时代药业有限公司	2018/4/25
利格列汀片	PRINSTON PHARMA INC（浙江华海药业股份有限公司）	2018/4/20
注射用博来霉素	HONG KONG（南京健友生化制药股份有限公司）	2018/4/20
吡格列酮片	PRINSTON PHARMA INC（浙江华海药业股份有限公司）	2018/4/17
麦格司他胶囊	AMERIGEN PHARMS LTD（苏州爱美津制药有限公司）	2018/4/17
坎地沙坦氢氯噻嗪片	PRINSTON PHARMA INC（浙江华海药业股份有限公司）	2018/4/11

续表

药品名称	企业名称	批准日期
齐多夫定拉米夫定片	上海迪赛诺药业股份有限公司	2018/4/10
阿奇霉素混悬剂	EPIC PHARM（人福医药集团股份公司）	2018/4/9
对乙酰氨基酚氢可酮片	EPIC PHARM（人福医药集团股份公司）	2018/3/30
注射用左乙拉西坦	海南普利制药股份有限公司	2018/3/20
二甲双胍缓释片	ALIGNSCIENCE PHARMA（浙江海正宣泰医药有限公司）	2018/3/19
环磷酰胺胶囊	AMERIGEN PHARMS LTD（苏州爱美津制药有限公司）	2018/3/19
萘普生胶囊	PURACAP PHARM LLC（人福普克药业有限公司）	2018/3/15
阿昔洛韦片	以岭万洲国际制药有限公司	2018/3/7
替诺福韦片	齐鲁制药有限公司	2018/3/2
美托洛尔缓释片	NOVAST LABS LTD（南通联亚药业有限公司）	2018/2/6
地氟烷吸入剂	上海恒瑞医药有限公司	2018/2/6
塞来昔布胶囊	石药集团欧意药业有限公司	2018/1/23

续表

药品名称	企业名称	批准日期
普瑞巴林胶囊	PRINSTON PHARMA INC（浙江华海药业股份有限公司）	2017/12/7
阿立哌唑片	PRINSTON PHARMA INC（浙江华海药业股份有限公司）	2017/12/4
喹硫平缓释片	南通联亚药业有限公司	2017/11/29
度他雄胺胶囊	人福普克药业（武汉）有限公司	2017/11/21
可乐定缓释片	力品药业（厦门）有限公司	2017/11/20
吗替麦考酚酯片	浙江海正药业股份有限公司	2017/11/16
吗替麦考酚酯胶囊	浙江海正药业股份有限公司	2017/11/13
辛伐他汀片	浙江海正药业股份有限公司	2017/11/13
氯沙坦钾氢氯噻嗪片	PRINSTON PHARMA INC（浙江华海药业股份有限公司）	2017/11/6
替米沙坦氢氯噻嗪片	PRINSTON PHARMA INC（浙江华海药业股份有限公司）	2017/11/6
芬戈莫德胶囊	PRINSTON PHARMA INC（浙江华海药业股份有限公司）	2017/10/26
加巴喷丁胶囊	江苏恒瑞医药股份有限公司	2017/10/26
加巴喷丁片	石药集团欧意药业有限公司	2017/10/26

续表

药品名称	企业名称	批准日期
他达拉非片	杨凌步长制药有限公司	2017/10/16
恩替卡韦片	PRINSTON PHARMA INC（浙江华海药业股份有限公司）	2017/10/10
吡格列酮片	美国普克药业公司（人福普克药业有限公司）	2017/10/6
布地奈德胶囊	SCIECURE PHARMA（北京世桥生物制药有限公司）	2017/9/28
右美托咪定注射液	江苏恒瑞医药股份有限公司	2017/9/19
缬沙坦氢氯噻嗪片	华仁药业股份有限公司	2017/9/6
二甲双胍缓释片	浙江海正宣泰医药有限公司	2017/9/5
安非他酮缓释片	上海宣泰医药科技有限公司	2017/8/21
帕罗西汀胶囊	PRINSTON PHARMA INC（浙江华海药业股份有限公司）	2017/8/18
磺胺米隆	南通联亚药业有限公司	2017/7/31
头孢羟氨苄胶囊	石药集团欧意药业有限公司	2017/7/28
安非他酮缓释片	上海安必生制药技术有限公司	2017/6/30
阿奇霉素片	石药集团欧意药业有限公司	2017/6/19

续表

药品名称	企业名称	批准日期
阿奇霉素干混悬剂	EPIC PHARM（人福医药集团股份公司）	2017/5/26
培美曲塞注射液	齐鲁制药有限公司	2017/5/19
度洛西汀缓释胶囊	PRINSTON PHARMA INC（浙江华海药业股份有限公司）	2017/5/18
喹硫平缓释片	广州德芮可制药有限公司	2017/5/9
吲哚美辛缓释胶囊	南通联亚药业有限公司	2017/5/8
替米沙坦片	PRINSTON PHARMA INC（浙江华海药业股份有限公司）	2017/5/3
奥美沙坦酯氢氯噻嗪片	PRINSTON PHARMA INC（浙江华海药业股份有限公司）	2017/4/24
西地那非片	瑞阳制药有限公司	2017/4/21
孟鲁司特片	石药集团欧意药业有限公司	2017/4/18
加巴喷丁胶囊	EPIC pharm(人福医药集团股份公司）	2017/3/24
多奈哌齐片	浙江海正药业股份有限公司	2017/3/24
注射用多西他赛	江苏恒瑞医药股份有限公司	2017/2/15
氯吡格雷片	石药集团欧意药业有限公司	2017/2/2

续表

药品名称	企业名称	批准日期
注射用苯磺顺阿曲库铵	江苏恒瑞医药股份有限公司	2017/1/27
炔雌醇片	南通联亚药业有限公司	2016/12/20
注射用盐酸托泊替康	南通联亚药业有限公司	2016/11/30
布洛芬片	Aiping PHARMA（安士制药（中山）有限公司）	2016/11/23
多西环素缓释片	PRINSTON PHARMA INC（浙江华海药业股份有限公司）	2016/11/15
缬沙坦片	华仁药业股份有限公司	2016/11/1
瑞舒伐他汀片	常州制药厂有限公司	2016/10/31
厄贝沙坦氢氯噻嗪片	浙江海正药业股份有限公司	2016/10/14
乙酰唑胺胶囊	南通联亚药业有限公司	2016/9/30
喹那普利片	PRINSTON PHARMA INC（浙江华海药业股份有限公司）	2016/9/15
福辛普利片	PRINSTON PHARMA INC（浙江华海药业股份有限公司）	2016/8/29
硝苯地平缓释片	南通联亚药业有限公司	2016/8/25
伏立康唑片	PRINSTON PHARMA INC（浙江华海药业股份有限公司）	2016/8/10

续表

药品名称	企业名称	批准日期
替莫唑胺胶囊	苏州爱美津制药有限公司	2016/7/22
二甲双胍片	石药集团欧意药业有限公司	2016/7/11
注射用头孢曲松	齐鲁制药有限公司	2016/6/29
硫酸吗啡缓释片	EPIC PHARM（人福医药集团股份公司）	2016/6/23
布洛芬胶囊	人福普克药业（武汉）有限公司	2016/6/22
厄贝沙坦片	浙江海正药业股份有限公司	2016/6/14
注射用奥沙利铂	齐鲁制药有限公司	2016/6/7
苯磺酸氨氯地平片	华润（集团）有限公司	2016/5/16
注射用奥沙利铂	齐鲁制药有限公司	2016/5/11
注射用盐酸伊立替康	齐鲁制药有限公司	2016/5/3
格列本脲片	广州德芮可制药有限公司	2016/4/14
左炔诺孕酮片	南通联亚药业有限公司	2016/3/11
缬沙坦氢氯噻嗪片	PRINSTON PHARMA INC（浙江华海药业股份有限公司）	2016/2/8
注射用盐酸头孢吡肟	齐鲁制药有限公司	2016/2/1

续表

药品名称	企业名称	批准日期
奥氮平片	齐鲁制药有限公司	2016/1/27
屈螺酮炔雌醇片	南通联亚药业有限公司	2016/1/26
注射用头孢唑林钠	齐鲁制药有限公司	2015/12/28
复方左炔诺孕酮片	南通联亚药业有限公司	2015/12/16
苄非他明片	EPIC PHARM（人福医药集团股份公司）	2015/12/15
美金刚片	美国普克药业公司	2015/11/17
孟鲁司特片	上海安必生制药技术有限公司	2015/11/5
七氟烷	上海恒瑞医药有限公司	2015/11/3
注射用阿奇霉素	海南普利制药股份有限公司	2015/10/19
克拉霉素片	广东东阳光药业有限公司美国公司	2015/9/28
羟考酮片	EPIC PHARM（人福医药集团股份公司）	2015/9/22
艾司西酞普兰片	PRINSTON PHARMA INC（浙江华海药业股份有限公司）	2015/8/28
地美环素片	EPIC pharm（人福医药集团股份公司）	2015/8/18
美沙酮片	EPIC pharm（人福医药集团股份公司）	2015/8/18

续表

药品名称	企业名称	批准日期
苯佐那酯胶囊	石药集团恩必普药业有限公司	2015/7/31
缬沙坦片	PRINSTON PHARMA INC（浙江华海药业股份有限公司）	2015/6/9
替马西泮胶囊	PRINSTON PHARMA INC（浙江华海药业股份有限公司）	2015/6/4
美他沙酮片	EPIC PHARM（人福医药集团股份公司）	2015/6/1
文拉法辛片	重庆药友制药有限责任公司	2015/5/28
安非他酮缓释片	PRINSTON PHARMA INC（浙江华海药业股份有限公司）	2015/5/26
左乙拉西坦缓释片	PRINSTON PHARMA INC（浙江华海药业股份有限公司）	2015/5/21
吗茚酮片	EPIC PHARM（人福医药集团股份公司）	2015/3/23
复方炔诺酮片	南通联亚药业有限公司	2015/2/18

附录二

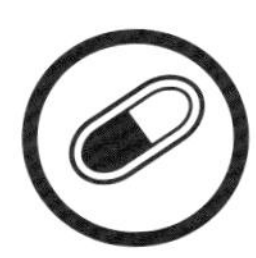

我国进口化学药物专利到期品种概况

2025年（含）核心专利到期进口化药品种		
阿哌沙班	拉替拉韦钾	沙库巴曲+缬沙坦，复方
阿昔替尼	雷特格韦	舒更葡糖
氨氯地平+缬沙坦，复方	利伐沙班	舒尼替尼
贝美前列素	利格列汀	索拉非尼
贝美前列素+噻吗洛尔，复方	利匹韦林	替比夫定
恩曲他滨+利匹韦林+替诺福韦，复方	尼罗替尼	西格列汀
恩曲他滨+替诺福韦，复方	帕瑞肽	西格列汀+二甲双胍，复方

续表

2025年（含）核心专利到期进口化药品种		
恩他卡朋+卡比多巴+左旋多巴，复方	哌柏西利	溴莫尼定+噻吗洛尔，复方
二甲双胍+维格列汀，复方	普乐沙福	依曲韦林
氟替卡松+维兰特罗，复方	屈螺酮+炔雌醇，复方	茚达特罗
拉帕替尼	沙格列汀	
核心专利已到期（截至2018年底）进口无国产仿制化药品种		
13价肺炎球菌结合疫苗	地夸磷索	美贝维林
阿巴卡韦	地喹氯铵+短杆菌素，复方	美法仑
阿巴卡韦+拉米夫定，复方	地诺前列酮	米库氯铵
阿巴卡韦+拉米夫定+齐多夫定，复方	地屈孕酮	米拉贝隆
阿比特龙	碘比醇	米曲菌酶+胰酶，复方
阿达木单抗	碘克沙酸葡胺钠	帕潘立酮
阿尔维林	碘羟拉葡胺	帕瑞肽
阿尔维林，复方	多磺酸粘多糖	曲伏前列素+噻吗洛尔，复方

续表

核心专利已到期（截至 2018 年底）进口无国产仿制化药品种		
阿法替尼	多廿烷醇	曲前列尼尔
阿格列汀	多替拉韦	去铁胺
阿利吉仑	氟米松，复方	全氟丁烷
阿罗洛尔	氟氧头孢	乳杆菌 LB
阿瑞匹坦	钆布醇	三乙醇胺
阿糖苷酶 α	钆弗塞胺	沙丙蝶呤
阿替普酶	钆塞酸二钠	山金车花，复方
阿扎胞苷	钆双胺	舒洛地特
阿扎那韦	钆特醇	四烯甲萘醌
巴尼地平	甘油＋果糖＋氯化钠，复方	索非布韦
贝米肝素	肝素钠＋尿囊素，复方	他氟前列素
苯丁酸氮芥	戈舍瑞林	托法替尼
苯扎氯铵＋西曲溴铵，复方	环丙贝特	托尼萘酸
吡硫翁锌	聚多卡醇	维替泊芬

续表

核心专利已到期（截至 2018 年底）进口无国产仿制化药品种		
泊沙康唑	聚乙二醇干扰素 α-2a	西尼必利
布林佐胺 + 噻吗洛尔，复方	卡波姆	伊伐布雷定
草木犀流浸液	兰瑞肽	伊洛前列素
雌二醇 /（雌二醇 + 地屈孕酮，复方），复合包装	利多卡因 + 麝香草酚 + 洋甘菊花酊，复方	伊米苷酶
雌莫司汀	利托那韦	依那西普
雌三醇	六氟化硫	依托孕烯
促黄体激素 α	卤米松 + 三氯生，复方	益康唑 + 二氟可龙，复方
促卵泡素 β	罗西维林	右旋糖酐 + 羟丙甲纤维素，复方
醋丙氢可的松	洛匹那韦 + 利托那韦，复方	猪肺磷脂
达芦那韦	氯替泼诺	左卡巴斯汀
地加瑞克	马拉韦罗	

致　　谢

感谢中国农工民主党中央青年委员会和悦康药业集团有限公司对本书提供的支持和帮助；感谢邹荣先生等中国医药工业信息中心咨询部撰写团队，以及张敬冬先生和周维女士的协调工作；感谢中国医学科学院药物研究所夏杰先生、王冬梅女士和林苗女士参与资料收集与整理。